轻断食

让男人
身体棒、精力足

薛丽君　主编

U0390842

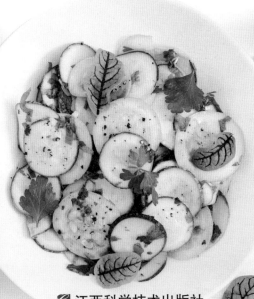

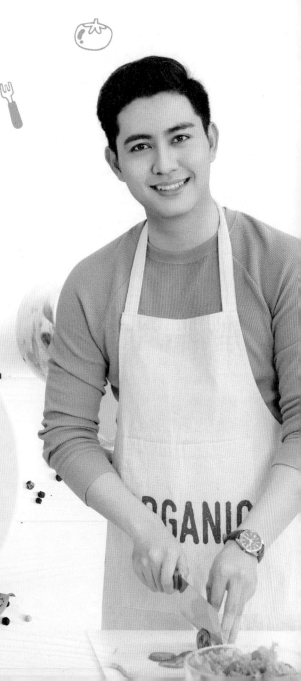

江西科学技术出版社
·南昌·

图书在版编目（CIP）数据

轻断食：让男人身体棒、精力足 / 薛丽君主编. --
南昌 : 江西科学技术出版社，2019.1
ISBN 978-7-5390-5971-6

Ⅰ．①轻… Ⅱ．①薛… Ⅲ．①男性－减肥－基本知识
Ⅳ．①R161

中国版本图书馆CIP数据核字(2018)第162306号

选题序号：ZK2018181
图书代码：B18111-101
责任编辑：张旭　林勇

轻断食：让男人身体棒、精力足
QINGDUANSHI: RANG NANREN SHENTIBANG、JINGLIZU

薛丽君　主编

摄影摄像	深圳市金版文化发展股份有限公司	
选题策划	深圳市金版文化发展股份有限公司	
封面设计	深圳市金版文化发展股份有限公司	
出　版	江西科学技术出版社	
社　址	南昌市蓼洲街2号附1号	
	邮编：330009　电话：（0791）86623491　86639342（传真）	
发　行	全国新华书店	
印　刷	深圳市雅佳图印刷有限公司	
开　本	720mm×1020mm　1/16	
字　数	150 千字	
印　张	10	
版　次	2019年1月第1版　2019年1月第1次印刷	
书　号	ISBN 978-7-5390-5971-6	
定　价	39.80元	

赣版权登字：-03-2018-350

PREFACE 序言

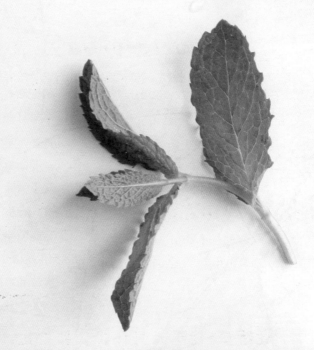

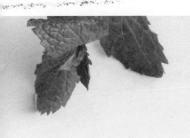

轻断食，

健康的饮食方法

　　轻断食是一种科学、轻松的瘦身方法，更是一种健康的生活方式。轻断食起源于英国医学博士麦克尔·莫斯利的实验和亲身经历，他将古老的断食经验结合现代人的生活方式，推出一种"轻度"断食的饮食方法。

　　随着轻断食计划的不断完善，主流观念认为，轻断食的最适合执行方法是每星期挑选出不连续的2天进行断食，在断食日里，男性限摄入600大卡，并将其分配到早餐和晚餐中。轻断食由于做法简单、效果显著、易于执行，同时不会影响美食和生活品质，能够长期进行，率先在明星中流行起来，逐渐受到越来越多人的追捧。

　　如今繁重的工作、生活的压力让很多男性都过早地远离了健康，有的患上了性情抑郁症，有的患上了肥胖症……给工作和生活蒙上了一层阴影。基于轻断食如今的热度以及调节身心的显著疗效，我们推出这本《轻断食：让男人身体棒、精力足》，旨在帮助男性朋友改善身体机能，重获犹如孩童时的健康身心。

　　本书首章介绍了轻断食的基本概念和作用；接着第

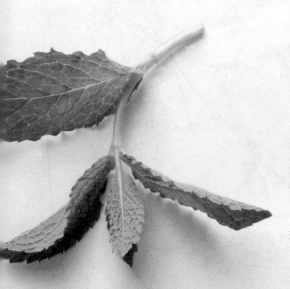

二章从轻断食的执行计划出发，告诉大家如何开始轻断食；第三章着重介绍了轻断食食谱，指导轻断食者在断食日和非断食日里科学饮食，本章食谱包含有三十套断食日食谱和一些非断食日食谱，并配以精确的热量数值，便于大家查询，避免过量摄入；最后在第四章，我们对轻断食者存在的常见问题进行了专业解答，帮助轻断食者消除疑虑，做个明明白白的轻断食人。

跟着书中的方法坚持一段时间，你会发现：没有节食，但体重下降了，血脂、血压数值下降了，就连身心也轻松了，生活中从此多了欢声笑语……从此刻开始，让我们一起踏上轻断食之旅，享受更美好的生活。

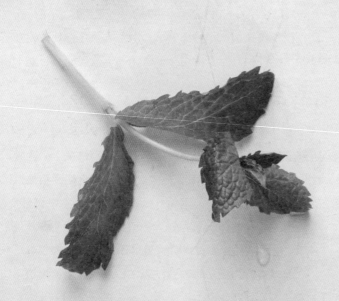

CONTENTS 目 录

PART 1
轻断食将古老智慧转为现代科学

PART 2
如何开始轻断食

PART 3

自制轻断食健康餐

非轻断食日的食谱推荐 104

PART 4

轻断食疑难解答

附录:常见食材热量表

Part 1

概　念　篇
CONCEPT　ARTICLES

轻断食将古老智慧转为现代科学

Turn Ancient Wisdom Into Modern Science

断食不是什么新鲜事，

在食物匮乏的年代，

人们有一餐没一餐是常有的事。

而对于有宗教信仰的人来说，

择日断食也是他们信奉宗教的表现。

如今，随着轻断食风靡全球，

我们对轻断食又有了新的解读。

科学界逐渐发现，

轻断食不但是减肥之道，也是长期保持健康的法门。

"断食"的
概 念
从 何 而 来

在美容、瘦身、保健日益风靡的今天，轻断食逐渐出现在人们的视野之中。但对于很多人来说，可能对轻断食还不甚了解，认为它仅仅是一种普通单纯的减肥方式，与节食、运动减肥并无差异。其实，轻断食远不止让你瘦身，还能带给你更多意想不到的神奇效果。

轻断食是从断食的古老宗教中提升出来的一种"针对现代人"的健康生活方式，其内涵是间隔性地断绝正常饮食，以低能量、高营养的食物代替正常的三餐，来实现促进肠胃排空、缓解便秘、减轻体重等效果。简单来说，轻断食就是让你断绝对食物过多的贪欲，更好地把控自己。

轻断食不仅可以改变你的饮食习惯，帮助你瘦身，也能改造你的心智，养成更健康的生活方式。更重要的是，它可以提升你的精神境界，让你更加自信、愉快。对于偏爱肉类、河鲜、啤酒等食物的男人，更应将轻断食进行到底，以换取健康的身体、愉悦的精神。

轻断食 so easy！
每星期安排2天，
每天摄入600千卡；
其他5天的饮食稍加控制，
便能轻松减轻体重。

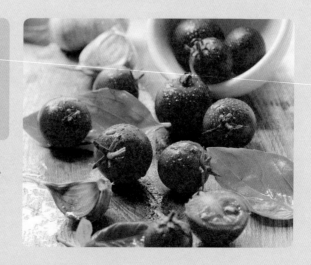

为什么

轻断食

能改造身体？

在我们的生活中，不健康的饮食习惯和生活方式会导致体内毒素堆积，引起身体的新陈代谢系统紊乱，引发各种健康问题，比如便秘、肥胖、口臭、消化不良、皮肤暗沉粗糙等。

轻断食是一种全新、健康、科学的排毒方式。轻断食后，体内多余的脂肪就会转化为热量，供给包括脑、内分泌、造血等重要生命机能使用，而体内蓄积的毒素，如宿便、尿酸、胆固醇、水毒等，被血液、淋巴液吸收，然后再由肾脏和皮肤排泄出去。

轻断食不但可以让整个身体系统得到休息和重获力量的机会，同时，附着于体内所有器官和组织的废弃物也可以利用这段"间歇"进行分解和排出的工作，体重过重者也可达到瘦身的目的。

此外，现代研究发现，即使停止进食的时间很短暂，也能启动不少所谓的修复基因，给身体带来不少益处。定期短暂的断食会激发身体长期的变化，有助于防范老化和疾病。

轻断食的神奇功效

- 瘦身排毒
- 提高免疫力
- 延长寿命
- 远离生活习惯病
- 软化血管，降低胆固醇
- 获得愉悦感和自信心

断食的
低难度
版本

随着轻断食计划的不断完善，主流观念认为最能长期执行的做法是每星期挑出不连续的2天断食，在断食日限摄入600大卡，并将其分配到早餐和晚餐中。这种断食模式称为轻断食，也被形象地称为5:2减肥法，这种5天正常饮食、2天轻断食

的断食方式能让你轻松断食，开开心心地不去管卡路里。

如果你很久没有尝到饥饿的滋味，连一丝丝饥饿感都没有，你大概会觉得一天摄取600大卡以内的食物有点困难，至少一开始时不太容易。但是，轻断食的回报值得你坚持。习惯之后，自然会越来越容易，尤其是在镜子里或体重秤上目

睹成果之后。

在断食日，大家可以选择在早上七点半左右与全家人一起用早餐，然后以跟家人共进晚餐为目标，中间不进食。如此一来，断食日的24小时，便成为两段连续12小时不进食的时间。这种形式的断食因难度低，对多数人来说都便于长期坚持。

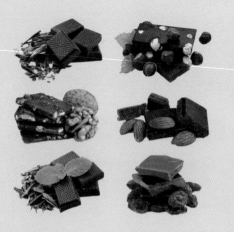

小提示

经常提醒自己：尽管今天拒吃巧克力，但明天就能统统解禁了。这种轻断食的乐趣，也是它与众不同、能坚持下去食的原因。

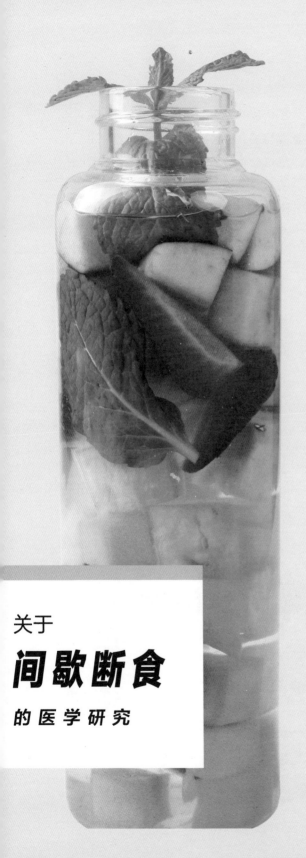

间歇断食是在遵守轻断食的大原则下，在两餐之间摄入一些点心，如苹果、胡萝卜等的断食方法。目前，间歇断食的科学研究还处在起步阶段，因此我们无法比较它与轻断食的优劣。纯粹以理论推断，将禁食的时间拉长，效果应该会好于少量多餐。

目前，学术界仍然没有研究过在断食日将热量一次或分次食用完毕，或少量多餐一整天，在健康效益上会不会有差异。但一般认为一整天不时吃点东西会阻扰身体进入"断食状态"。由于真正让身体受惠的正是这种断食状态，少量多餐可能会大幅降低健康的效益。

大家在等待学术界进行更多实验，成果出炉之前，轻断食会是我们认同的做法，因为它兼顾了减肥及容易执行的必备条件。

关于 **间歇断食** 的医学研究

小提示

1.临床实验证明，轻断食时让肥胖人士减肥且不反弹的可行方式，甚至是最有效的方式之一。越胖的人，初步减除的体重也越高。

2.轻断食的特殊之处在于饮食有弹性，不必过于苛求自己，慢慢调整、过渡即可。

轻度
饥饿感
让你更有活力

不用担心偶尔出现的轻度饥饿感，那是无害的，甚至适时感受轻度饥饿会让你更有活力。虽然饥饿感可能来势汹汹又讨厌，好似一把锐利的尖刀，但实际上饥饿感可能比你想象中更有弹性，容易驾驭。在断食日当天，等到你觉得饿得难受的时候，应该已经过了大半天了。不仅如此，饥饿感也会消退。

饥饿感不是建立在24小时的基础上，因此任何时刻，都不要觉得自己困在饥饿感中。只要静心等待，你绝对有能力克服饥饿感，只要意志坚定，驾驭住那种感觉，选择做点不一样的事：散步、打电话给朋友聊天、喝茶、去跑步、洗个澡……尝试轻断食的人在执行几个星期后，多半都说饥饿的感觉减弱了。

此外，人体在轻度饥饿时，体内的细胞衰老过程得以放缓，各组织器官运作趋正常、自然，充满活力有生气，长期轻断食甚至能让已老化的部分功能恢复到青春时代的状态，例如视力、听力得以改善等。

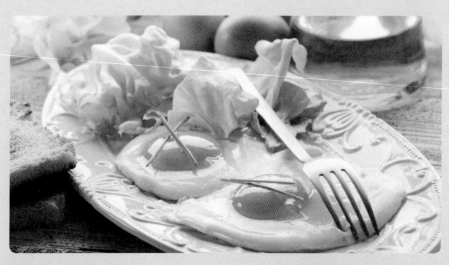

　　轻断食除了广受人知的减肥效果外，其对男性朋友而言，还有改善情绪、保护大脑、避免记忆力下降及认知能力变差的作用。

男性的

观 点

不只是减肥

1.保护大脑抗衰老

日本九州大学的大村裕教授，从事老年医学研究多年。他的报告指出，在一顿饱餐之后，大脑中一种叫作"纤维芽细胞生长因子"的物质比进食前增加数万倍。这种物质能使毛细血管内皮细胞的脂肪细胞增生，促使动脉粥样硬化的发生，造成大脑早衰，记忆力下降，思维迟钝（严重者可发生中风），甚至与老年性痴呆的发病也有一定关系。对于"纤维芽细胞生长因子"的增加，目前还没有特效药物来控制。但通过限制饮食量，减少"纤维芽细胞生长因子"在大脑中的分泌，推迟脑动脉硬化和大脑衰老，则是完全可能的。

2.改善情绪抗抑郁

人脑中有一种叫作大脑衍生神经滋养因子（BDNF）的物质，它不仅能保护大脑抵御老化造成的心智衰退，而且能够改善情绪。

有许多长达数年的研究资料显示，BDNF水平的提高有类似抗抑郁药物的效果，至少对啮齿动物是如此。在一个研究中，研究员将BDNF直接注射到老鼠的大脑，发现效果跟按时服用典型的抗抑郁药物类似。科学家相信，一周断食2天，只要持续几周，BDNF浓度便会开始上升，从而抑制焦虑感，改善情绪。

3.控制糖尿病，降低血糖

我们进食的时候，尤其是进食高碳水化合物的食物，血糖会升高，在肋骨下方，左肾旁侧的胰岛β细胞会开始大量释放胰岛素。葡萄糖是细胞的主要燃料，但身体不喜欢血液中的葡萄糖浓度太高。胰岛素的任务就是调节血液中的葡萄糖浓度，不能太高，也不能太低。

在大家都习惯摄入大量高糖分、高碳水化合物食物的今天，身体必须释放越来越多的胰岛素，以应付激增的血糖。最后，胰岛β细胞为了应付需求，便会释放越来越大量的胰岛素。如果胰岛β细胞持续制造胰岛素，细胞最后会反抗，不回应胰岛素，血糖浓度就会久居高不下。

预防糖尿病的一个方法是多运动，避免食用会导致血糖激增、胰岛素浓度变高的食物，有证据显示，断食就能改善这种情况。

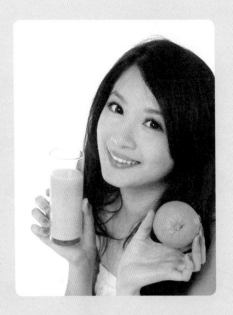

科学表明，即使我们禁食的时间很短，身体也会放慢追求生长的步调，启动修复、求生模式，等待食物再度丰足的日子来临。但癌细胞还是不受控制，不管环境怎样恶劣，它们照样生根发芽。这种"自私"的特质是我们的机会。如果你在化疗之前断食，便让你的正常细胞进入蛰伏状态，癌细胞则四处流窜，因此比较容易挨打。

此外，断食的时间不论长短，都能降低类胰岛素一号生长因子的浓度，进而降低多种癌症的风险。一份最近的研究证实，断食能明显减少男性罹患前列腺癌的风险。

4.远离癌症

我们身体内的细胞不停地复制，取代死亡、老旧、坏损的组织。只要细胞的成长速度不失控，那就没问题，但有时候细胞会变异，失控地成长，变成癌症。像类胰岛素一号生长因子这种会刺激细胞成长的激素在血液中浓度若是很高，便可能提高患癌的风险。

癌症在恶化之后，一般的治疗方法是手术、化学疗法或放射疗法。手术用在移除肿瘤，化学疗法及放射疗法则可用在毒死肿瘤。化学疗法及放射疗法的主要问题在于不分青红皂白，不但杀死肿瘤细胞，也一并杀死或损害肿瘤周围的健康细胞。

5.提高免疫功能

生物学家们在观察自然界的动物时发现，动物在以捕猎为生的过程中，常常是"饥一顿饱一顿"，久而久之，就形成了"忍饥挨饿"的生存能力。令大家惊奇的是，在这种情况下，它们的身体不仅没有变坏，反而更好。当动物生病时，它们会自动断食，仅大量饮水，通常都能治愈疾病，恢复体力。科学家还专门就这种现象做过一个实验，并得出结论：轻断食可以启动无数的修复基因，有规律的断食可使机体免疫功能提高数倍，这足以消灭病菌、预防疾病。

Part 2

理论篇

THEORY ARTICLES

如何开始轻断食

How To Start A Fast Light

虽然轻断食简单，易长期坚持，

但真要实施起来就没有想象中的那么容易了。

对于准备开始轻断食，

追求健康生活的人们，

首先要确认自己能否进行轻断食，

其次要知道断食日应该吃什么，

如何控制摄入热量，然后要经常关注自己的健康数据，

了解身体健康动向。

最后要清楚哪些身体信号出现时，

是在警示大家应该停止轻断食了。

人人都能做到的
零难度
断食计划

开始轻断食前，尽量不要吃油炸、烧烤类食物，让自己逐渐过渡到清淡、低糖、低热量的饮食，提前适应轻断食的状态。如果你很少运动，请从现在开始，每天进行适量的身体锻炼，让身体提前进入运动的状态。

接下来根据自身情况制定短期和长期目标。短期的目标可以是最初3个月减掉体重的5%~10%，比如原来体重为60千克，你就减掉了3~6千克。目标也可以实际点，如将牛仔裤尺码降到多少号，或者希望自己穿西装更有型，这样往往容易激励自己坚持下来。长远目标因人而异，有的人可能希望自己能恢复过去的身材，有的人可能希望能减重10千克甚至20千克，达到完美的体重。只要目标切合实际，且自己能坚持下来，就不用害怕目标无法实现。

在进行轻断食过程中，如果遇到压力和困难，可列出一份压力清单，分析原因和自己的表现，尽快找到应对的办法；可去公园散散步，爬爬山，看自己喜欢的影视剧或图书等，让自己放松一下。

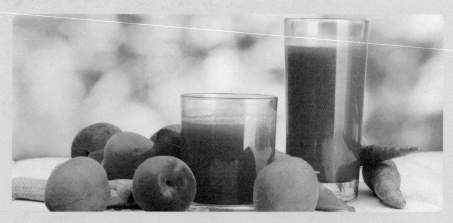

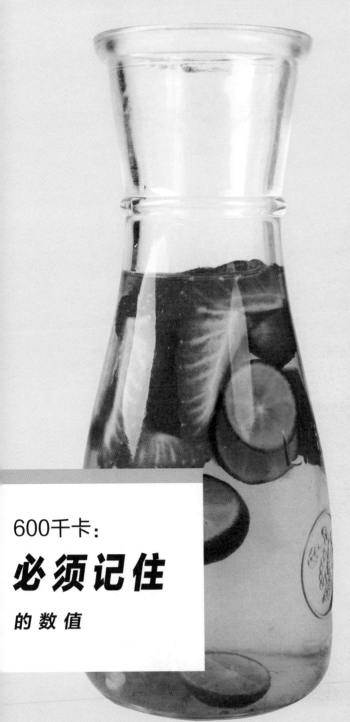

一个成年人每日热量摄入1200千卡以上才能维持体重，从营养学角度讲，热量的摄入大于消耗就会引起脂肪的储存，导致人体发胖。反过来说，热量的摄入小于消耗，就能促进脂肪的动用，有助于减肥。

人体能够长期耐受的最低安全热量是每日800千卡，但轻断食只需不连续的2天断食，所以男性断食者只需要保证在断食日摄取的热量不超过600千卡，这样既符合低热量饮食方式，又能保证身体最低的热量需求。

长时间不进食，体内会缺乏热量，皮下脂肪和骨骼肌逐渐消耗，甚至连心、肾、胃肠道等器官也可能会有不同程度的萎缩。所以，与天天节食相比，轻断食是一种既安全又可行的方法，体重也能维持轻盈。

600千卡：
必须记住
的 数 值

关注
食物
的升糖指数（GI值）、
升糖负荷（GL值）

血糖的升高会导致胰岛素浓度变高，胰岛素会让身体储存脂肪，以致增加三高病的风险。在断食日必须禁食令血糖飙升的食物还有另一个原因：血糖在飙升之后必然会暴跌，一旦暴跌了便会觉得非常饥饿。

碳水化合物对血糖的影响最大，但不是所有的碳水化合物都这样。有节食习惯的人都清楚，想知道哪一种碳水化合物会导致血糖飙升，哪一种不会，有一个办法是去查食物的升糖指数（GI）。以100为最高值，每种食物都有一个指数，数值低的通常不会导致血糖激增，所以，我们要挑选升糖指数低的食物。

除了食物的种类影响血糖提高外，摄取的食物分量也和血糖的提高密切相关。谁想得到吃一颗烤马铃薯对血糖的影响居然跟一大匙糖一样。因此，这里给大家介绍一个称为升糖负荷（GL）的估量方法：

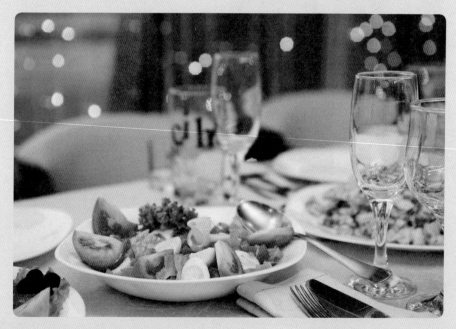

估量方法

GL=（GI×碳水化合物的克数）/100

　　GL和GI一样，都能预测未来的健康（采用低GL饮食的人比较不会罹患糖尿病、心脏病与多种癌症），大致说来，GI超过55或GL超过20就不妥，两者的数值越低越好。下面我们看一下例子：

食物	GI	GL	分量（克）
牛奶	27	3	250
豆浆	44	8	250

　　令人意外，豆浆的GI及GL值都比牛奶高，所以我们建议选择乳制品当饮料。

食物	GI	GL	分量（克）
冰激凌	37	4	50

　　或许在很多人眼里冰激凌的GI和GL值都非常高，但你错了。若是将热量纳入饮食考虑，低热量的冰激凌加草莓，将会是一顿正餐之后的美好句号。

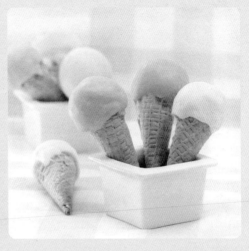

自测三个指标，
检 验
轻 断 食 的 效 果

在开始轻断食之前，我们要自测一些数据，以随时关注轻断食的效果。测量时间最好选择在每天的同一个时间。

1.计算BMI

BMI（身体质量指数）能判断你是否超重，现在很多网站都可以替你计算BMI值，它不但替你计算，也告诉你数字的意义。BMI值的一个争议点在于肌肉发达的人BMI值也会很高。可惜，BMI值高的人绝大部分不是因为肌肉多。

BMI计算公式

BMI= 体重（kg）/身高（m）的平方

一般来说，成人的BMI数值低于21以下，说明体重过轻，可以通过健身进行增肌，并适当增肥。21~23.9之间为健康体重，继续保持现在的状态。24~26.9之间为偏胖，超过28则为肥胖，应该开始轻断食，适当减脂，改变现有的身体状态。

2.体脂率

想要判断一个人真正的肥胖程度，除了用BMI做参考指标外，还必须要检测体脂率，了解自己体内到底有多少脂肪。

在大部分医院里，都配置了人体脂肪检查仪，不但能测出体脂率，还能测出内脏脂肪值和全身脂肪的分布状况，是很有用的仪器。只是一般的情况下，医院都不会帮你测。理由很简单，因为这台仪器是用来治病的，除非你得了内分泌等方面的疾病，需要做检查，才会帮你测量体脂。一般人想要测量体脂，也可以通过以下计算公式，来计算出自己的体脂率是多少。

体脂率

体脂率= [1.2×BMI+0.23×年龄−5.4−10.8×性别系数（男性=1，女性=0）]×100%

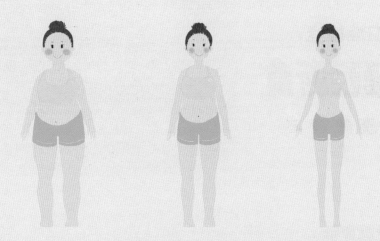

一般来说，体脂率男生超过25%，女生超过33%就是"肥胖"。对于经常运动的人，男生最好不要超过18%，女生不要超过25%。而没有运动习惯的人，男生最好不要超过20%，女生不要超过28%。

如果体脂率过高，这意味着身体中里里外外，包括外观的"肥肉"、血液和体内器官的油脂过多，这不只是身体外观上的问题，更可能对我们的健康造成不可想象的损害。

3.测量腰围

BMI很好用，但不是预测未来健康的最佳参考。在一项追踪45000名妇女长达16年的研究中，腰围与身高的比例是预测心脏病风险的绝佳参考。腰围举足轻重，是因为最糟糕的脂肪是堆积在腹部的内脏脂肪。腹部是最不妙的囤脂部位，会导致发炎，糖尿病的风险也会高很多。

腰围的测量方法：将带尺经过肚脐上0.5~1厘米处水平绕一周，肥胖者选择腰部最粗处水平绕一周测腰围。

一般来说，男性的腰围要低于90厘米，女生要低于80厘米，这样的数值才健康。如果超过了这个数值，大家一定要引起重视。

四项血液检查，
见证轻断食
的 健 康 改 造

轻断食者在做例行健康检查的时候，应做四项血液检查，以见证轻断食的健康改造成果。

1.空腹血糖

健康检查要求测量空腹血糖的原因是，即使你没有糖尿病的风险，这项数据也是健康与否的重要参考，也能预测未来的健康。研究显示，即使血糖提高的程度只是中等，心脏病、中风、长期消化问题的风险也会一并提高。理想状态下，也应该测验胰岛素敏感性，但这项测验很复杂且昂贵，因此测量意义不大。

2.甘油三酯

这是血液中的一种脂肪，是身体储存热量的一种方式。浓度高的话，罹患心脏病的风险会提高。

3.胆固醇

健康检查需要检验两种胆固醇：LDL（低密度脂蛋白）及HDL（高密度脂蛋白）。概括地说，LDL将胆固醇送到动脉壁，HDL则带走胆固醇。最好是LDL低一点，HDL高一点。一个评估方式是计算HDL在HDL及LDL的总和中所占的百分比，只要高于20%即可。

4.IGF-1

IGF-1（类胰岛素一号生长因子）测验很昂贵，也不是每一位医生都能做，因此轻断食者可根据自身实际情况选择检测与否。IGF-1可用于评估细胞的更新速度，因此可用在癌症风险的预测上，同时它也是判定生理老化的指标。一段时间的轻断食后，通常会降低IGF-1浓度，从而减少罹患与细胞老化有关的疾病，例如癌症。

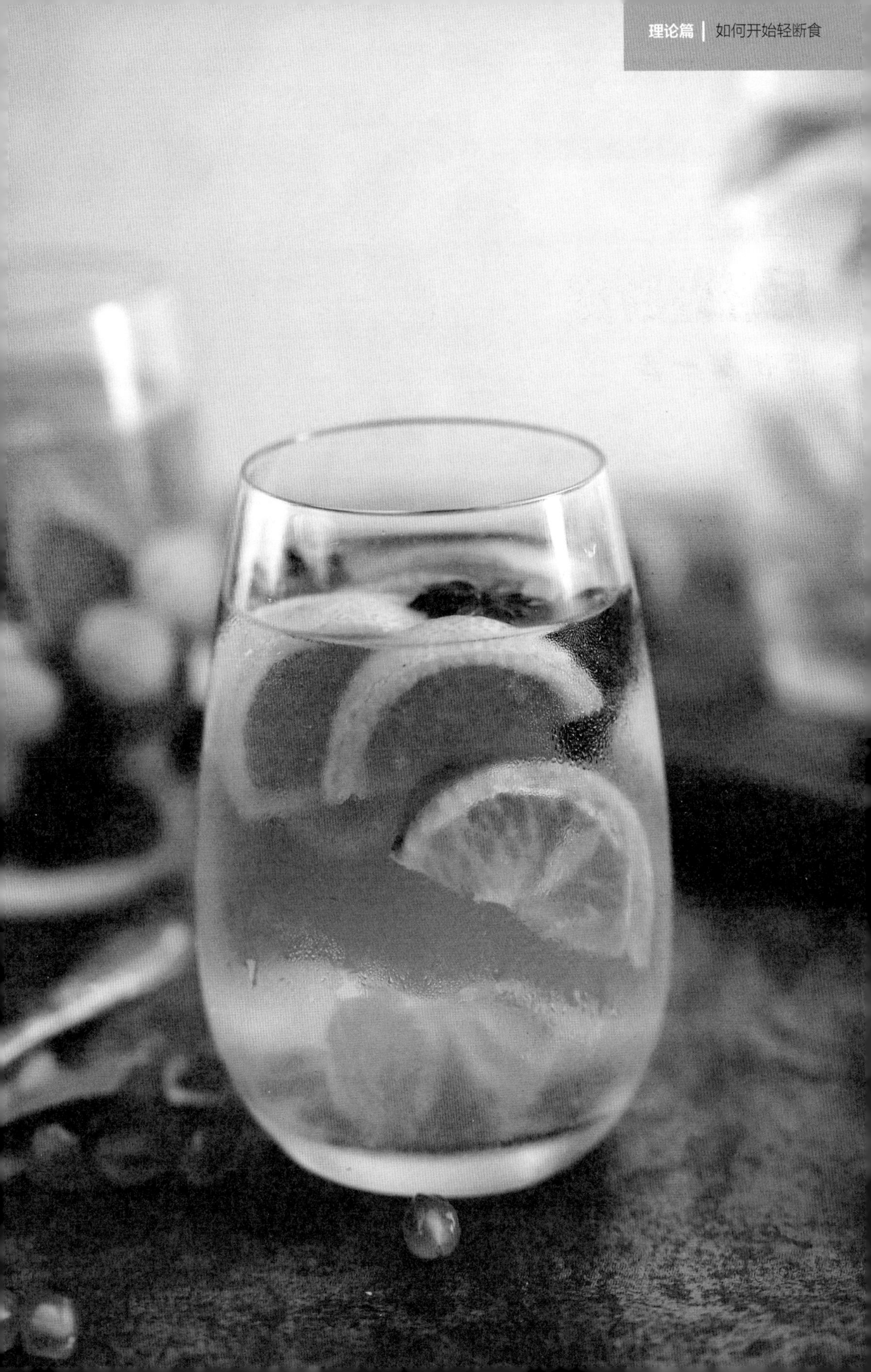

轻断食
轻松
迈 出 第 一 步

开始轻断食前，尽量不要吃油炸、烧烤类食物，让自己逐渐过渡到清淡、低糖、低热量的饮食，提前适应轻断食的状态。

轻断食前首先要了解自己的健康状况：

1年龄

如果你还未满18周岁，最好不要轻断食，你的身体还处于发育阶段，对各种营养物质的需求较大。如果你的年龄在18~60岁之间，可考虑进行轻断食。如果超过60岁，请不要轻断食，因为会有一定的风险。

2测量身高、体重，确定是否属于标准体重

站上身高体重测量仪，可以轻松测出自己的身高和体重。由这两个数值，通过计算公式：体重（千克）/身高（米）的平方，可以得出你的身体质量指数（BMI），这个数值能判断你是否超重。一般健康人的BMI数值是18.5~23.9，如果超过这个数值，就可以计划瘦身啦。

此外，体脂和腰围也是衡量你是否需要减肥的重要因素，有的人可能体重达标，但体脂率过高，或者腰围很粗，这类人也应进行轻断食减肥。

3 依据自身情况确定每日消耗的热量

人体每天所需的热量来自于食物中的糖类、脂肪、蛋白质，一个人一天所需的热量与其年龄、性别、体形、生活方式、劳动特点、健康状况等密切相关，处于同样的生活、劳动条件下，由于人们年龄、体形的不同，所需热量也有差别。在进行轻断食前，应根据自己每日消耗的热量来制订不同的轻断食目标。一般来说，男性比女性每天所消耗的热量要高。因此，男性可以将目标稍微定高一点，如600千卡左右。

4 是否患有疾病，如贫血、心脏病、低血压等

对于身体患有某些疾病的人，如贫血、低血压、心脏病患者，建议不要轻易轻断食。经常贫血者如果进行轻断食，能量供给不充足，容易加重贫血的程度；低血压患者在轻断食那2天可能会头昏眼花，甚至晕厥；轻断食虽然可以在一定程度上降低心脏病的风险，但心脏病患者最好不要尝试轻断食，以免造成严重的后果。

5 特殊人群，如孕妇、哺乳女性、病后恢复期、重体力劳动者

轻断食虽然可以帮助减肥，但并不是所有人都适合。孕妇、哺乳期女性并不适合轻断食的饮食方式，相反这类人群应充分保证各种营养的供给。如果你在病后恢复期，也不宜进行轻断食，最好等身体复原后，再根据实际情况考虑是否进行轻断食。重体力劳动者，如搬运工、农民等，如果实行轻断食，那么意味着每顿要少吃很多，这样体力肯定跟不上高强度的活动，容易造成晕眩。

断食日，
吃什么？

在开始轻断食之前，大家必须弄清楚断食日里应该吃什么。一般男性朋友在断食日里允许摄取600千卡的热量，这样不仅能让断食者舒服一点，最重要的是容易长期执行。

1.断食日最宜选择的食物

在断食日断食者的目标是摄取可以满足他们的食物，但一定不要超过600千卡的上限。最符合这项原则的食物是蛋白质含量高但升糖指数低的食物。其一，高蛋白食物，可以拉长觉得饱足的时间；其二，低血糖食物不会导致血糖激增，因为血糖在飙升之后必然会暴跌，一旦暴跌了便会觉得非常饥饿。

可供选择的食物有：

水产类：如金枪鱼、鲑鱼、白水鱼、武昌鱼、鲫鱼、带鱼、黄鱼、青鱼、虾等。

禽蛋类：鸡肉（去皮）、鸭肉（去皮）、鸽肉、鸡蛋、鸭蛋等。

豆腐及豆制品：豆腐、豆干、豆浆、豆腐皮、腐竹、素火腿等。

低脂乳制品：低脂纯牛奶、酸奶等。

即便如此，轻断食不建议全面拒绝碳水化合物，也不建议永久依赖高蛋白质的饮食生活。鸡蛋的饱和脂肪低，营养丰富，不会让胆固醇恶化，而且一个鸡蛋只有90千卡的热量，因此在断食日的早餐以鸡蛋为主，是很合理的选择。最好选择水波蛋或水煮蛋的烹饪方式，可以避免无谓的热量。

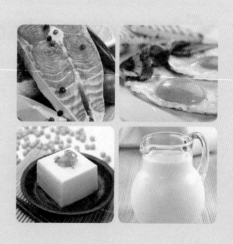

2.生糖指数（GI）低的食物

低升糖指数（0～55）的食物包括豆类（如黄豆、绿豆、扁豆、四季豆）、麦麸谷类、糙米、乳类、坚果等。坚果的热量虽然高，但GI值多半很低，同时很有饱足感。

食物	GI值（低）
黄豆（浸泡，煮）	18
绿豆	27.2
扁豆（红，小）	26
扁豆（绿，小）	30
四季豆	27
燕麦	50
糙米	48
牛奶	27.6
面包（45%~50%燕麦麸）	47
豆浆	44
花生	14

让轻断食
更顺利
的 1 2 个 秘 诀

要想让轻断食计划更顺利的实施，轻断食者可以遵循以下秘诀开始断食：

1.开始之前测量体重，计算BMI

轻断食之前最佳的准备工作之一是计算BMI（身体质量指数）：

计算BMI

BMI=体重（千克）/身高（米）的平方

BMI是拟定健康减肥策略的最佳参考，需要注意的是，BMI没有将体形、年龄、人种纳入考虑，只能当参考。

2.找个伙伴一起轻断食

断食之前找一个支持你的朋友，并让他（她）加入到你的行动中来，这样你们可以相互支持，经验共享，对彼此断食计划的顺利进行非常有帮助。如果是情侣或夫妻

两人一起轻断食则更为方便，你们还能在断食中相互支持，建立更为亲密的"革命情感"。此外，跟明白断食计划基本原则的人一起用餐，自身会轻松很多。

3.提前备好断食日的食物

提前备好断食日的食物不仅能方便自己进行烹饪，还可以避免冰箱里的其它高热量食物时刻诱惑你。展开轻断食之前，把家里的垃圾食物清理干净。否则那些食物只会在橱柜里不断呼唤你，无谓地提高断食日的难度。

4.检查食品热量标签上的分量

由于断食日必须严格限制热量，所以实际下肚的食物分量一定要严格控制。例如，玉米片盒子上标示"一份30克"，不管实际测量的30克

是多少都要坦然面对。本书的最后附有一份很全面的常见食物热量表，可以帮助你控制热量摄取。

重要的是，非断食日吃东西就不用计算热量了，你还有更多有趣的事情可做。

5.不用急于进食

进食前试着抗拒食欲至少10分钟，办得到的话就15分钟，看看饥饿会不会消退（通常会）。在断食日，进食要专心，让自己完全认识到自己正在进食的事实。假如你特别想吃点心，就挑选不会提高胰岛素浓度的食物，可以吃胡萝卜条、一把没有调味的气炸式爆米花、一片苹果或一些草莓。但也不要一直吃不停，否则很快便会超过限制的热量，毁掉你的轻断食。

6.保持忙碌

有过高空跳伞经历的人们一定有这样的感受：在高空跳伞的几秒钟里，保证你什么饥饿都忘了。只要我们全身心投入到饮食之外的活动中，自身的饥饿感将大大削弱。如今美味诱人的食物无处不在，它们在每个街角等着你，休闲娱乐活动就是你抵抗它们的最佳防护罩。记住，如果你非吃甜甜圈不可，请过了断食日，第二天还是可以吃的。

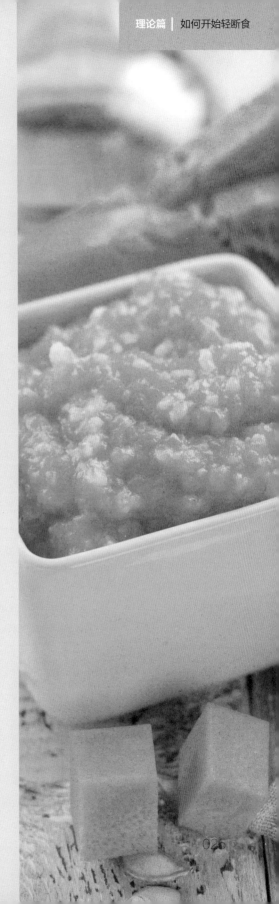

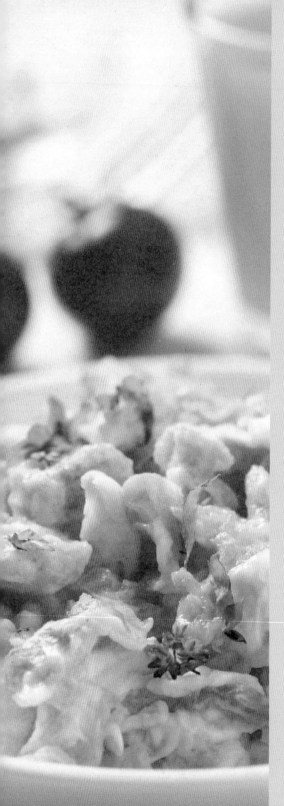

7.试试"从14:00到14:00"的轻断食模式

把从就寝断食到第二天就寝的模式,改成从14:00断食到第二天14:00。在第一天的午餐后开始限制饮食,直到第二天午后再吃午餐。这样,你可以在睡觉时间减肥,没有哪一天觉得饮食被严重剥削。这是很聪明的做法,但要比全日断食的做法需要多一些专心。你也可以从晚餐断食到第二天晚餐,这也是没有一整天都在断食,不会让你觉得无法坚持。

8.不要担心自己喜爱食物的诱惑

心理学上有一种称为习惯化的心理机制,是指一个人越常接触一件事物,就越不会看重那件事物。因此,如果反其道而行之,不断避免、打压对食物的念想,其实会让自己更加想吃这种食物。正确的做法是将食物视为朋友,而非敌人。

9.保持充足水分

身体的水分很多来自我们的食物,因此断食期间,必须摄取比平时更多的液体,有人爱喝花草茶,有人喜欢苏打水,但白开水才是断食期间最好的饮品。嘴巴干是脱水的最明显征兆,因此请及时补充水

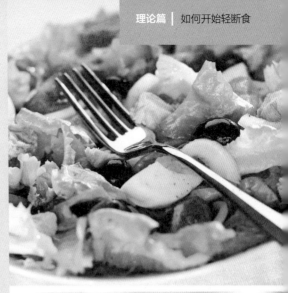

分，不仅能让你有饱腹感，还能避免你把口渴误认为饥饿。

10.不要有体重每天都会下降的想法

如果哪一周你的体重数字一直维持不变，这时千万不要放弃断食哦，你应该告诫自己开始轻断食的初衷并不仅仅是为了能穿上小尺码的衣服，更多的是得到轻断食改善健康的长期效益，如减少疾病风险，提高记忆力，延长寿命等。将轻断食视为身体的养老计划，你的看法会更务实。

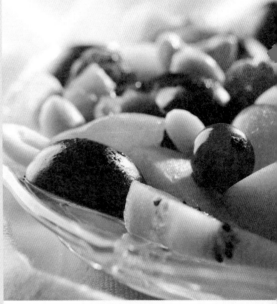

11.断食要轻松，不必太过苛刻

轻断食的计划务必充满弹性且宽容，在必要的时候打破常规也没有关系，不必对自身要求过于苛刻，这样才能让断食变得有趣。如果生活中只剩下郁闷，那这样的生活意义何在？

12.不断自我鼓励

每完成一个断食日，都表示你可能会减轻体重，得到可以测量出的健康效益，这时给自己加个油，点个赞，能让你更加自信地坚持下去。

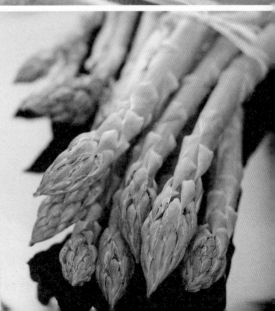

外出就餐的 **轻断食** 方法

通常外出就餐是每个人不可避免的活动，如果断食者外出就餐的时间正好碰上了断食日，应该如何进行饮食控制呢?

1.不喝热量过高的饮料

当你外出就餐时，不喝碳酸饮料、甜茶和酒精饮品是减少整体热量摄入最简单的方法。

尽量选择无热量的饮品，例如水或者节食饮料。在主菜上消耗热量，而不是把限定的热量浪费在饮料上。

2.拒绝免费的餐前赠品

通常餐馆赠送的餐前赠品有花生米、凉拌海带丝等，大家在等待主食上桌之前，很容易在不知不觉中将这些赠品吃完，以至于很快就摄入了你并不想要的热量。

所以，当你外出就餐时，可以提前告诉服务员不需要免费的赠品。

3.有顺序地摄取蛋白质、蔬果和碳水化合物

在摄取碳水化合物之前，你首先要集中摄取蛋白质和蔬果，这样你将无法再吃任何奶油蛋糕以及糖类和甜点。

4.时刻要有控制饮食量的观念

断食者外出就餐切忌不能像其他人一样急切的想要清空盘子里的食物，如果你毫无限制地将食物全吃完，也许你把未来两天的摄入量都在这一顿饭中全部摄取了。

断食者可以要求一个外卖盒带走你的食物。这样，当你准备享用你的食物时，可以将下一次的那部分分离开来，享用现有的部分。

用餐	食谱	热量
早餐	半杯脱脂原味酸奶（62千卡） 1小根香蕉，切片（80千卡） 5颗大草莓（20千卡） 1/3杯蓝莓（25千卡） 6颗切碎的杏仁（92千卡）	279千卡
晚餐	虾子西洋菜牛油果沙拉（295千卡） 在沙拉碗中，混合：一杯半剁碎的西洋菜（6千卡）、142克剥壳的熟虾（139千卡）、半个切丁的牛油果（137千卡）、3大匙剁细的红洋葱（11千卡）、1大匙酸豆（2千卡）。 接着撒上白酒、醋，搅拌均匀。 1个蜜橘（25千卡）	320千卡
	一日合计	599千卡

男士一日

轻断食

范例

停止
轻断食
的信号

轻断食对人体的作用会因个人体质和具体情况的不同而有所区别，我们在轻断食时，也应根据身体的反应和情况做出正确的选择。如果在轻断食的过程中，你出现以下几种情况，请马上停止轻断食。

1.生病了

在轻断食期间，如果你不小心感冒或发烧了，或者身体有其他疾病，请不要勉强自己坚持轻断食。暂停减肥计划，先去医院治病，给身体一个缓冲。等身体痊愈，身体状况和精神状态都恢复正常后，再重整旗鼓，进行轻断食也不迟。

2.脱发

头发的茂盛与否、发质的好坏容易受饮食的影响。如果轻断食期间，发现自己头发量越来越少，请立即停止轻断食。

这是由于头发的主要成分是角蛋白，平时要多吃鱼类、蛋类、豆制品等来合成角蛋白。一旦出现脱

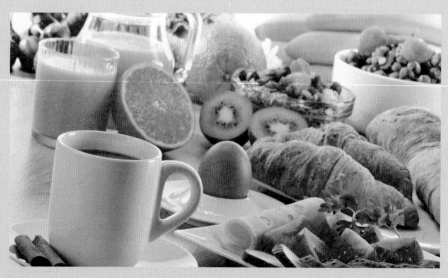

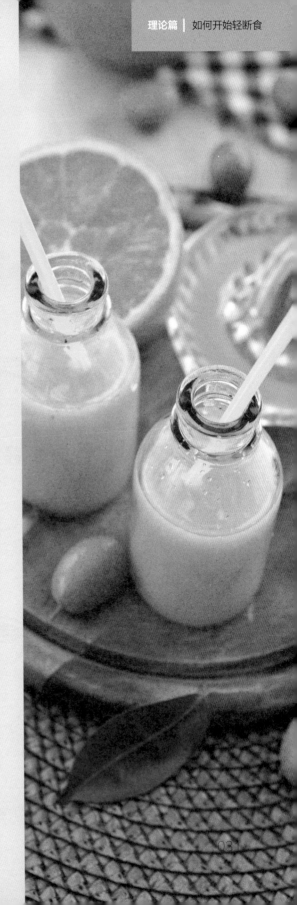

发，证明头发营养欠佳，需停止轻断食，加强营养。

3.持续出现头晕乏力、心慌心悸

如果你发现自己轻断食后，经常出现头晕、乏力、心慌心悸的症状，并且持续一段时间都不见好的话，请不要继续轻断食了。这些症状可能是由于血糖和血压偏低造成的，建议尽快恢复正常的饮食量，及时补充更多的营养物质，如糖类、蛋白质、豆类等。如果情况没有好转，就要咨询专业医生的意见。

4.出现肠胃不适

在轻断食那2天里，由于饮食较为清淡、少油脂、低糖，部分人肠胃功能原本就比较薄弱，摄入过多酸味水果，可能会出现一些肠胃不适的症状，如胃酸过多、轻微肠胃痛等。如果出现这些情况，可调整一下轻断食餐单，多吃较为清淡的粥类、汤类、蔬菜。如果肠胃不适加重了，就需要暂停轻断食计划，咨询医生的意见。

Part 3

实 践 篇

PRACTICAL ARTICLES

自制轻断食健康餐

Do Light Fasting Healthy
Meals

经过充足的理论学习，

你终于迎来了轻断食的亲身实践。

刚开始也许你会担心自己无法做到，

有些人也会有点饥饿难耐或者身体不适。

不用担心，

大家将饮食量按从多到少，

一点点慢慢过渡到每日摄取量不超过600千卡，

慢慢地你会逐渐适应这种饮食方式，

也会越来越轻松、愉快。

确定分量和
估计热量

在进行轻断食时，大家要对食物的热量、重量和体积有个大致的估算和印象。如果记不清楚，可去相关网站或者APP查询食物热量。对食物分量和热量快速直观地估算，有助于日常生活中对热量摄取的把控，对瘦身、健康大业极为有益。本书附有常见食物热量表，可供查阅，请参见附录。

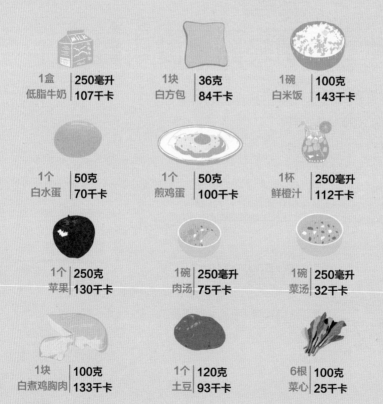

1盒 低脂牛奶	250毫升 107千卡	
1块 白方包	36克 84千卡	
1碗 白米饭	100克 143千卡	
1个 白水蛋	50克 70千卡	
1个 煎鸡蛋	50克 100千卡	
1杯 鲜橙汁	250毫升 112千卡	
1个 苹果	250克 130千卡	
1碗 肉汤	250毫升 75千卡	
1碗 菜汤	250毫升 32千卡	
1块 白煮鸡胸肉	100克 133千卡	
1个 土豆	120克 93千卡	
6根 菜心	100克 25千卡	

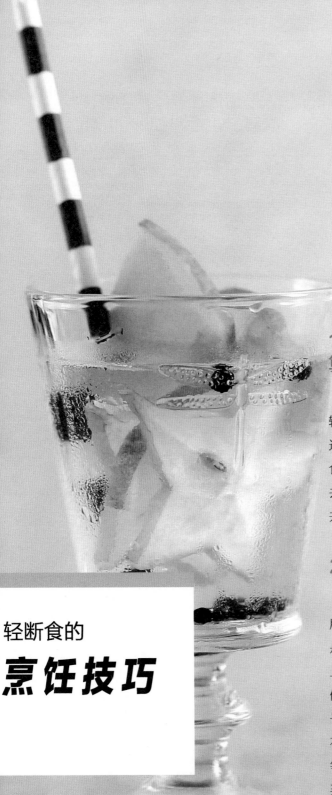

如果你的烹调方式以重油、偏咸为主，开始轻断食后请改变原来这种不健康的烹调方式，尽量多用蒸、煮、炖的方法，尽量低油、低盐、清淡、低热量，真正做到轻断食的要求。

1.食材去皮、切好后再计算热量

食材在处理后，其重量会变轻，因此需在处理完之后再计算，这样才能准确计算出食材的热量。食材中该去皮的先去皮，该去籽的去籽，最好切成适量大小后再称重并计算热量。

2.轻断食最好食用植物油

轻断食期间，大家也不用拒绝所有油脂。油脂是烹饪的关键，也是身体营养的关键。烹饪的时候喷上薄薄的一层植物油，才是正确的做法。植物油是从植物的果实、种子、胚芽中得到的油脂，常见的有花生油、菜籽油、芝麻油、橄榄油等，它们的胆固醇含量较低，是购买时的首选。

轻断食的
烹饪技巧

3.建议用不粘锅烹调食物

不粘锅的好处是用很少的油就能做菜，如果菜肴粘锅底就加入清水，不要再多放油。

4.炒菜时油不可多放

如果为了防止食物粘锅，油放得过多，会导致摄入的脂肪量增多。正确的用油量是在倒入炒锅内后，能起到润滑和防粘的作用即可。如果你掌握不了用量，就用喷雾瓶装油，喷洒在锅底即可。

5.避免煎、炸、烤、熏等烹饪方式

不同的烹饪方式会给减肥带来不同的影响，食材烹调时尽量蒸、煮、炖，杜绝煎、炸、烤、熏，否则会用到很多油和调料，产生很多热量，还会产生对人体有害的物质。

6.注意蔬果有不同的吃法

胡萝卜、菠菜、菌菇、芦笋、包菜、青椒等蔬菜含有需要烹饪后才能被吸收的维生素。因此，这类蔬菜最好煮熟后再吃。而生菜这类纤维素含量丰富的蔬菜，洗干净生吃就很不错。

7.适量添加醋、辣椒等调味料

调味料，如辣椒、醋、香草，这些带有刺激性的调料几乎没什么热量，能为轻断食的食物增添更多风味。美味，也是坚持减肥的一大动力。但是，不能放太多盐和酱油，菜肴太咸会增加罹患高血压、心脏病、脑卒中的风险。

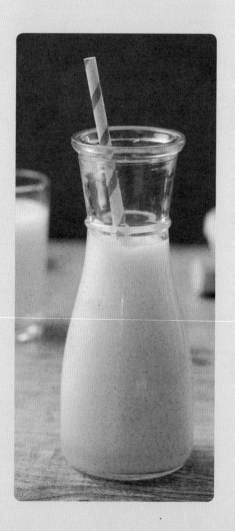

适合男性
轻断食
的必需营养素
TOP10

轻断食要求进行一段时间的限制性饮食，但并不意味着什么都不能吃，人体所必需的营养素，如蛋白质、脂肪、糖类、钙等必须适量摄取，这样才能瘦得健康，瘦得快乐。

营养素	蛋白质	脂肪
简述	蛋白质是细胞和组织的重要组成成分，约占人体质量的17.5%，与生命息息相关。人体的新陈代谢、生长发育都离不开蛋白质	作为产生热量最高的能源物质，1克脂肪在体内产生的热能是蛋白质的2.25倍，是名副其实的"燃料仓库"
对轻断食排毒者的好处	蛋白质在体内的代谢时间较长，可长时间保持饱腹感，有利于控制饮食量。同时，蛋白质可抑制促进脂肪形成的激素分泌，减少赘肉的产生	脂肪能给轻断食者提供热能，保护皮肤和内脏，保持体温恒定，促进脂溶性维生素的溶解、吸收、利用，并能影响组织功能，提供身体必需的脂肪酸，且能增进食物的口感、饱腹感，具有抗饥饿的作用
最佳食物来源	肉类和鱼类富含优质蛋白质，另外，奶、蛋、干豆类也有不菲的蛋白质含量，建议多吃鱼、肉、鸡、鸭、蛋、虾、坚果等	日常生活中的食用植物油、动物油是直接的脂肪摄取渠道，动物内脏、鱼、坚果等也是补充脂肪的不错选择
图片		

营养素	维生素A	维生素C
简述	维生素A属于脂溶性维生素，可促进蛋白质的生物合成和骨细胞的分化，具有调节表皮及角质层新陈代谢的功效，可以抗衰老，去皱纹	维生素C可以增强血管组织和减少血液中胆固醇的含量，对于动脉硬化性心血管疾病及高血压、中风等有很好的预防和治疗效果
对轻断食排毒者的好处	维生素A不仅对眼睛有益，而且还能帮助燃烧脂肪、代谢脂肪和蛋白质，还能对抗氧化。让你在减肥的过程中，皮肤变得更加富有弹性，整个人看起来更有紧实感	维生素C能降低皮肤中的黑色素含量，有效地去除黑斑，使皮肤越来越白，延缓衰老
最佳食物来源	动物的肝脏、鱼肝油、牛奶、蛋黄是维生素A的良好来源。有色蔬菜中的胡萝卜素也可以在体内转化为维生素A，如油菜、胡萝卜、番茄、荠菜等	维生素C的主要食物来源是新鲜蔬菜与水果。蔬菜中，苦瓜、豆角、菠菜、土豆、韭菜等含量丰富；水果中，草莓、柑橘、柠檬等含量最多
图片		

营养素	维生素B$_1$	维生素B$_2$
简述	维生素B$_1$是人体不可缺少的营养元素之一,能增强肠胃的蠕动,促进食物的消化吸收,并且有"大脑维生素"之称,对脑神经的传递有重要作用	维生素B$_2$是水溶性维生素,容易消化和吸收,被排出的量随体内的需要以及可能随蛋白质的流失程度而有所增减;它不会蓄积在体内,所以时常要以食物或营养补品来补充
对轻断食排毒者的好处	维生素B$_1$有助于体内葡萄糖被利用转换成热量,加速运动过程中肝糖的消耗利用。如果缺乏维生素B$_1$,人体就无法顺利地将葡萄糖转化为热量	维生素B$_2$可帮助脂肪燃烧,对于限制热量摄取及运动减肥者而言,为相当重要的营养素
最佳食物来源	在植物性食物中,豆类和花生含维生素B$_1$最多。在蔬菜中,苜蓿、枸杞、毛豆的维生素B$_1$含量较多。在动物性食物中,畜肉及内脏含维生素B$_1$很多	维生素B$_2$在各类食品中广泛存在,但通常动物性食物中的含量高于植物性食物,如各种动物的肝脏、肾脏、心脏、蛋黄、鳝鱼以及奶类等。许多绿叶蔬菜和豆类中含量也多,谷类和一般蔬菜中含量较少
图片		

营养素	维生素D	钙
简述	维生素D被称为"阳光维生素"，是人体必需的维生素，可帮助钙、磷的吸收，对预防佝偻病（儿童）和软骨症（成人）有良效	钙是人体软组织的主要组成成分，约占体重的2%，是人体不可缺少的物质。人体缺钙严重时，会患上佝偻病和软骨病
对轻断食排毒者的好处	维生素D是人体制造瘦素所必需的。瘦素是一种可控制食欲的激素，它会使人在进餐后产生吃饱的感觉，从而停止进食。另外，控制热量摄入时，增加维生素D的吸收量有助于减肥	足量的钙，特别是离子钙，在肠道里能与食物中的脂肪酸、胆固醇结合，阻断肠道对脂肪的吸收，使脂肪随粪便排出，从而达到减肥的目的
最佳食物来源	只要人体接受足够的日光，体内就可以合成足够的维生素D；含脂肪高的海鱼、鱼卵、动物肝脏、蛋黄、奶油和奶酪中维生素D的含量相对较多	奶类和奶制品是补钙的首选，如牛奶、羊奶、脱脂乳、脱脂奶粉等，含钙量高，吸收率好。鱼类、坚果类也有不菲的钙含量，如沙丁鱼、泥鳅、芝麻、核桃仁、葵花籽等
图片		

营养素	膳食纤维	糖类
简述	膳食纤维是一般不易被消化的食物营养素，在保持消化系统健康上扮演着重要的角色。摄取足够的膳食纤维可以预防心血管疾病、癌症、糖尿病等	糖类在生命活动中起着重要的作用，是人体热能的主要来源，体内物质运输所需能量的70%都来自糖类
对轻断食排毒者的好处	膳食纤维容易使人产生饱腹感，从而减少其他食物的摄入量，还能使得人体摄入较少的热量，消耗体内的脂肪，控制体重，帮助轻断食者减肥	糖类的吸收不会太快，有助于控制血糖，增加饱腹感，减缓饥饿感的出现
最佳食物来源	全谷类粮食，其中包括麦麸、麦片、全麦粉以及糙米、燕麦、豆类、蔬菜和水果等	糖类主要来源于植物性食物，含糖类较多的食物有淀粉类，如糖果、藕粉、菱角粉等；谷类，如小米、高粱米等
图片	 	

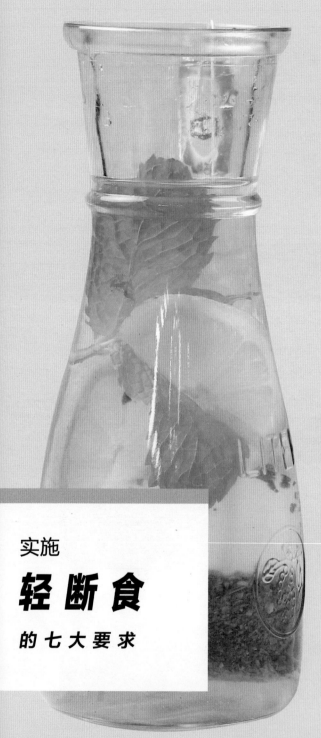

实施

轻断食

的七大要求

轻断食是一种健康的生活方式，虽然理论知识储备很重要，可具体怎么实施也会让你不知所措。严格按照以下七大要求进行轻断食，可助你收获健康，更加意气风发。

1.轻断食开始前1天做好身体准备

轻断食的前1天要给身体充分预热，有意识地为第2天的轻断食日做好充足的准备。比如，周六进行轻断食，周五当天就要让肠胃慢慢地空下来。午餐八分饱为宜，晚餐减少一半的分量，睡前3个小时不要再进食。

2.每周固定2天进行轻断食

在一个星期中，最好专门固定2天进行轻断食，其他5天进行低盐、低油、清淡、低热量的饮食，分量和平常差不多。可选择周一和周二轻断食。一般周五、周六、周日都是聚会的高峰期，大家可以放心地吃喝；然后安排周一、周二再轻断食，进行清肠排毒；周三、周四两天恢复正常饮食，这样就比较容易实施，也便于形成习惯。

3.制订轻断食日的热量

在轻断食的2天中，要严格控制热量的摄入，全天的热量总摄入量要控制在600千卡以内。如果一开始实在无法坚持，可以从900千卡、800千卡、700千卡、600千卡的阶梯过渡过来。在这期间，建议吃清淡的流质食物，如白粥、燕麦、蔬菜汤等。

4.遵循低盐、低油、清淡、低热量、营养全面、搭配合理的饮食总则

开始轻断食之后，你可以摄取充足的优质蛋白质食物，乳制品、蔬菜和水果等也可适当吃。在享受美味时，你必须记住一点：摄入食物的总热量不要超过规定的600千卡。此外，烹调时，不可放入太多盐和油，要严格实行低盐、低油、清淡的原则。

5.5天正常吃，每天摄取热量少于1500千卡

无须轻断食的那5天的饮食可以恢复正常，可以吃全谷类及未加工的食物，蔬菜、水果、豆类、鱼类、低脂乳制品等也必不可少。但切忌暴饮暴食，高脂肪的食物也应尽量避免，每天所摄入的总热量不可超过1500千卡。

6.轻断食结束后切勿马上暴食

轻断食后的复食需要一个过程，马上开始大鱼大肉肯定不可取，伤胃又伤身。轻断食后的第2天，可以从果汁或沙拉开始，佐以小米粥和青菜，给肠胃适应的时间。这个阶段一定要控制好，如果从轻断食马上跳到暴食，所有的努力就会前功尽弃。

7.犒劳自己

每完成一个轻断食日，不要忘记犒劳一下自己，以激励自己迎接接下来的轻断食日，比如买自己喜欢的衣服或鞋子、换个新发型，或者看一场电影等。但千万不要大吃大喝，不要因此打乱自己的轻断食计划。

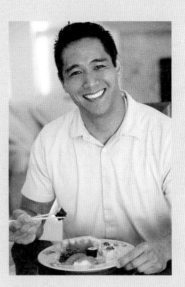

手把手教你做三十组轻断食健康餐

套餐一

餐　　单	火龙果牛奶	水煮蛋	绿豆荞麦燕麦粥
热　　量	52千卡/100毫升	70千卡/个	64千卡/100毫升
建议食用量	100毫升	1个	200毫升

火龙果牛奶

本品含有膳食纤维、维生素C、花青素及钙、磷、铁等营养成分，具有美白皮肤、降血糖、排毒等功效。

 材料

火龙果肉130克，纯牛奶120毫升。

 做法

1.火龙果肉切小块，备用。

2.取榨汁机，选择搅拌刀座组合，倒入火龙果肉，注入适量纯牛奶，盖好盖子，选择"榨汁"功能，榨取果汁。

3.断电以后倒出果汁，装入杯中即可。

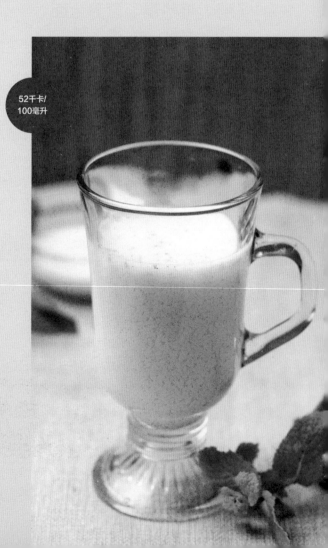

52千卡/100毫升

绿豆荞麦燕麦粥

64千卡/100毫升

本品具有降低胆固醇、清理血管的作用。

 材料

水发绿豆80克，水发荞麦100克，燕麦片50克。

做法

1. 砂锅中注入适量清水烧热，倒入荞麦、绿豆，拌匀，烧开后转小火煮约30分钟。

2. 放入燕麦片，拌匀，小火续煮约5分钟至食材熟透，搅拌均匀。

3. 关火后盛出燕麦粥即可。

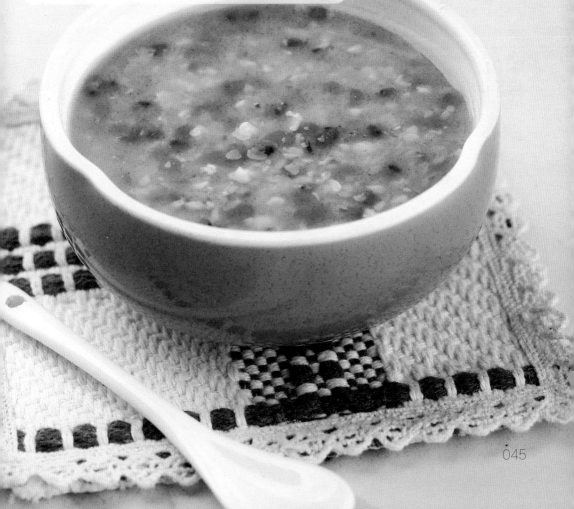

套餐二

餐　　单	百合南瓜羹	清炒豆苗	哈密瓜酸奶
热　　量	35千卡/100毫升	37千卡/100克	36千卡/100毫升
建议食用量	300毫升	250克	200毫升

百合南瓜羹

35千卡/100毫升

本品具有保护胃黏膜、促进溃疡面愈合、加强肠胃蠕动、帮助消化的功效。

 材料

南瓜250克，百合1个。

做法

1.百合洗净。

2.将去皮切块的南瓜放入锅内，再加水煮滚后慢火熬成茸状。

3.加百合再煲一会儿即可。

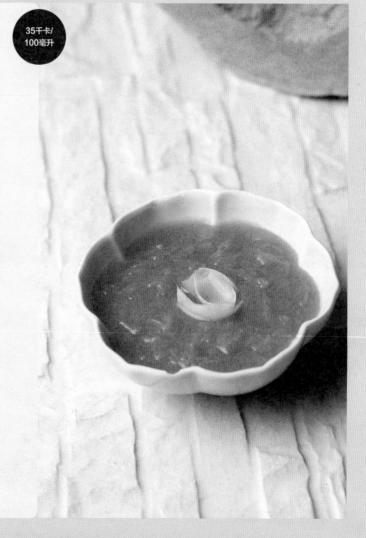

清炒豆苗

37千卡/100克

豆苗含有丰富的膳食纤维和微量元素，具有很高的营养价值，对人体有很好的滋养作用。

材料

豆苗200克，彩椒、盐和食用油各少许，蒜末适量。

做法

1.将豆苗洗净；彩椒洗净，切丝。

2.锅内放少许食用油，将蒜末煸至金黄，加入豆苗、彩椒丝清炒，加适量盐，炒匀即可。

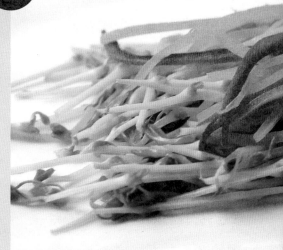

哈密瓜酸奶

36千卡/100毫升

本品具有美容护肤、促进肠胃蠕动的功效。

材料

哈密瓜120克，酸奶80克，冰块适量。

做法

1.哈密瓜切取果肉，改切成小块。

2.将切好的哈密瓜放入榨汁机中，选择搅拌刀座组合，倒入酸奶，再加入冰块。

3.盖好盖，启动榨汁机，榨取果汁。

4.将果汁倒入干净的杯子中即可。

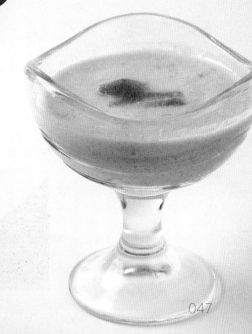

047

套餐三

餐　　单	上汤蘑菇	橙子	黑木耳蛋卷
热　　量	30千卡/100克	94千卡/个	80千卡/100克
建议食用量	100克	半个	200克

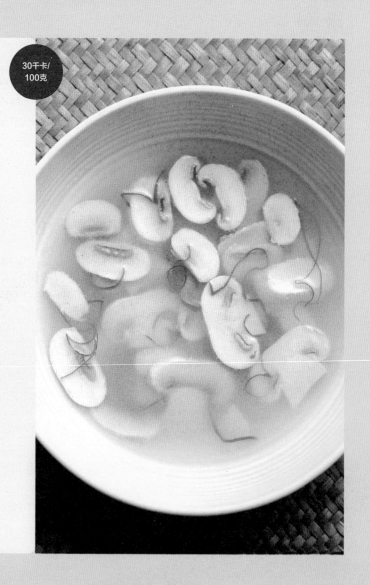

30千卡/100克

上汤蘑菇

蘑菇中含有丰富的蛋白质和氨基酸，能增强人体的抵抗力。

材料

蘑菇200克，蒜末、葱丝各适量，高汤、盐和食用油各少许。

做法

1.将蘑菇洗净，切片。

2.在锅里加入高汤，将蘑菇片煮熟后摆盘待用。

3.锅内放少许食用油，将蒜末煸至金黄，加适量盐、葱丝，淋在蘑菇上即可。

黑木耳蛋卷

80千卡/100克

本品具有疏通血管、清除血管中胆固醇的作用。

材料

黑木耳50克，胡萝卜30克，鸡蛋2个，盐、食用油各适量。

做法

1.黑木耳、胡萝卜洗净切碎，鸡蛋打入碗中。

2.鸡蛋液中加黑木耳、胡萝卜碎末，加盐搅匀，煎锅里淋入适量食用油，倒入蛋液。

3.蛋饼熟后，趁热卷起，切块摆盘即可。

套餐四

餐　　单	红豆紫米粥	胡萝卜苹果汁	素炒冬瓜
热　　量	55千卡/100毫升	37千卡/100毫升	18千卡/100克
建议食用量	300毫升	200毫升	200克

红豆紫米粥

55千卡/100毫升

本品含有丰富的膳食纤维，能够降低血液中的胆固醇，清理血管。

材料

红豆30克，紫米30克。

做法

1.红豆洗净，放入锅内加水煮，直至红豆软烂为止。

2.将紫米倒入刚才熬好的红豆锅内加水煮，再熬30分钟即可。

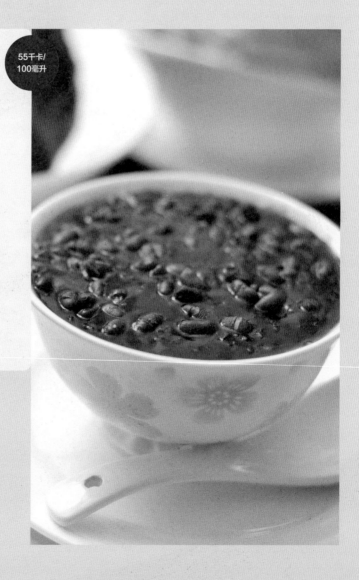

胡萝卜苹果汁

本品具有良好的增强免疫力、防治疾病、改善人体体质的功效。

材料

苹果100克,胡萝卜100克。

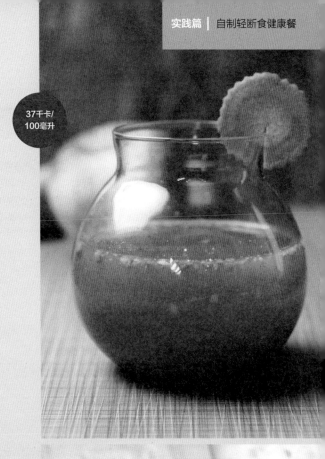

37千卡/100毫升

做法

1.将洗净的胡萝卜切成小块,苹果取果肉切成小块。

2.锅中注入纯净水烧开,放胡萝卜,盖好盖,中火煮约4分钟,至食材熟软。

3.连汤水一起盛入碗中,放凉后倒入榨汁机中,并放入切好的苹果。

4.盖好盖,榨出蔬果汁,倒入干净的杯中即可。

素炒冬瓜

本品含有丰富的蛋白质、糖类、维生素以及多种矿质元素等营养成分,不含脂肪,有瘦身塑形的功效。

材料

冬瓜150克,食用油、红椒圈、盐各适量。

18千卡/100克

做法

1.冬瓜洗净,去皮后切成片。

2.炒锅内倒油,锅热后将切片的冬瓜倒入锅内翻炒1分钟。

3.将适量水倒入锅内后,翻炒约2分钟至冬瓜熟软。

4.撒入些许盐炒匀即可起锅,用红椒点缀即可。

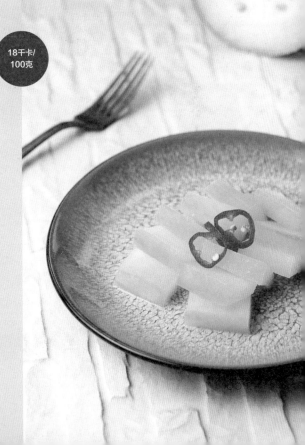

套餐五

餐　　单	莲子紫薯粥	清炒绿豆芽	木瓜银耳汤
热　　量	25千卡/100毫升	26千卡/100克	33千卡/100毫升
建议食用量	400毫升	300克	200毫升

莲子紫薯粥

25千卡/100毫升

莲子有很好的安神作用，常吃能够改善睡眠。

材料

莲子20克，紫薯50克。

做法

1.莲子提前2~3小时泡发，紫薯洗净去皮、切小丁。

2.锅中加水三大碗，加入紫薯、莲子，中火煮开后转小火继续煮约30分钟。

3.待汤汁浓稠、紫薯软糯时关火即可。

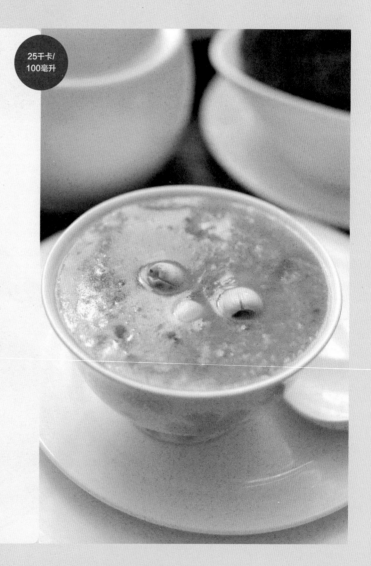

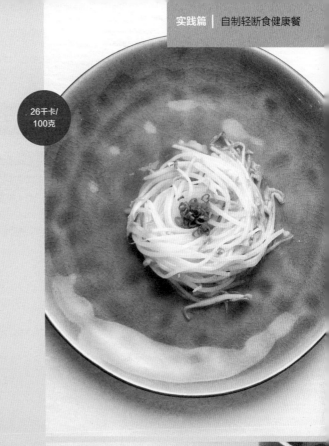

清炒绿豆芽

本品含有丰富的膳食纤维，低热量，可促进肠道蠕动，预防便秘。

26千卡/100克

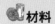 **材料**

绿豆芽150克，葱花适量，盐、食用油各少许。

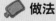 **做法**

1.将绿豆芽浸泡3分钟，捞起漂浮的豆壳。

2.捞起绿豆芽，晾干备用。

3.锅内注油，待油热时放入绿豆芽，不停地翻炒，炒至七八成熟时，放入盐、葱花，最后再翻炒几下即可装盘。

木瓜银耳汤

本品具有很强的抗氧化能力，能帮助机体修复组织、消除有毒物质、增强免疫力。

 33千卡/100毫升

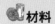 **材料**

木瓜200克，枸杞30克，水发莲子45克，水发银耳80克。

做法

1.洗净的木瓜切块，待用。

2.砂锅注水烧开，倒入切好的木瓜，放入洗净泡好的银耳、莲子，搅匀。

3.加盖，用大火煮开后转小火续煮约30分钟至食材变软；揭盖，倒入枸杞搅拌均匀。

4.加盖，续煮10分钟至食材熟软入味；关火后盛出煮好的甜品汤，装入碗中即可。

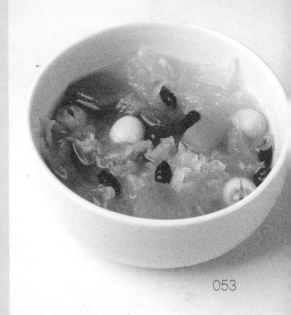

053

套餐六

餐　　单	豆腐炖蛋羹	原味包菜沙拉	白萝卜海带汤
热　　量	87千卡/100克	65千卡/100克	15千卡/100毫升
建议食用量	200克	100克	200毫升

豆腐炖蛋羹

87千卡/100克

鸡蛋含丰富的维生素A、B族维生素和氨基酸，满足人体所需。

材料

鸡蛋2个，豆腐50克，肉末20克，胡萝卜丁、姜末各适量，盐、食用油各少许。

做法

1.鸡蛋打散，豆腐切小块，豆腐块放入鸡蛋液中搅匀，加适量盐调味。

2.上锅蒸15分钟，取出淋上少许油。

3.炒锅放油烧热，姜末炝锅后下胡萝卜丁、肉末，翻炒至变色，起锅后倒在蒸好的豆腐炖蛋羹上即可。

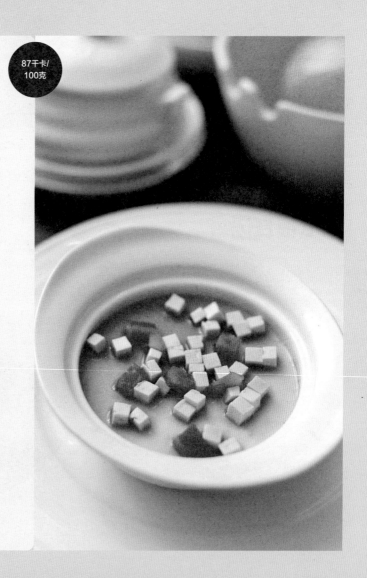

原味包菜沙拉

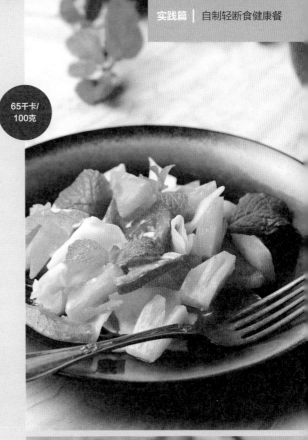

65千卡/100克

菠萝肉中含有蛋白质、糖类、氨基酸、胡萝卜素、膳食纤维等，有减肥、美容、保健、清理肠胃以及预防感冒的功效。

材料

包菜100克，菠萝肉80克，番茄100克，低脂酸奶50克，薄荷叶、醋、盐各适量。

做法

1.将包菜洗净，放入加盐的沸水中焯一下，捞出装盘，淋上醋；菠萝肉用淡盐水浸泡后切小块；将番茄洗净，去蒂，切小块。

2.将切好的菠萝肉和番茄放入沙拉碗中，倒入酸奶拌匀。

3.将沙拉碗放冰箱冷藏一会儿，再将拌好的材料倒在包菜上，撒上碎薄荷叶即可。

白萝卜海带汤

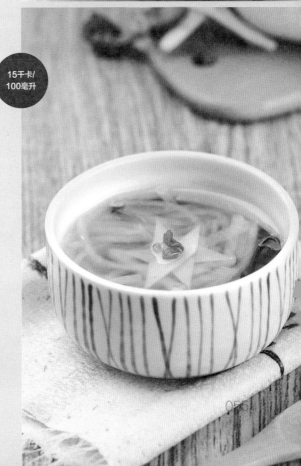

15千卡/100毫升

白萝卜可促进肠胃蠕动，促进排毒。

材料

白萝卜200克，海带180克，姜片、葱花各少许，盐、食用油各适量。

做法

1.洗净去皮的白萝卜切丝，洗好的海带切丝。

2.用油起锅，放入姜片，爆香；倒入白萝卜丝，炒匀；注入适量清水，烧开后煮3分钟至熟。

3.倒入海带，拌匀，煮沸；放入适量盐，用勺搅匀，煮沸，放上葱花即可。

套餐七

餐　　单	蔬菜三文鱼粥	土豆泥沙拉	木耳黑米豆浆
热　　量	72千卡/100毫升	82千卡/100克	30千卡/100毫升
建议食用量	200毫升	150克	200毫升

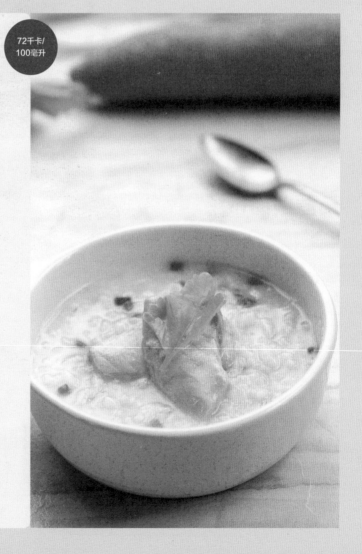

蔬菜三文鱼粥

72千卡/100毫升

本品含有丰富的不饱和脂肪酸和虾青素，能有效降低血脂和血胆固醇，增强脑功能和预防视力减退。

材料

三文鱼120克，胡萝卜50克，芹菜20克，水发大米30克，盐少许。

做法

1.芹菜洗净切粒；去皮洗好的胡萝卜切粒；将三文鱼切片，装入碗中。

2.砂锅注入适量清水烧开，倒入水发大米，慢火煲30分钟至大米熟透。

3.倒入胡萝卜粒，慢火煮5分钟至食材熟烂；加入三文鱼、芹菜，拌匀煮沸；加适量盐，拌匀调味即可。

土豆泥沙拉

本品含有丰富的蛋白质、氨基酸和膳食纤维，具有很强的饱腹感，同时还具有通便排毒的作用。

材料

土豆100克，青菜20克，胡萝卜丝少许，盐少许。

做法

1.青菜洗净，垫入盘中；土豆洗净，煮熟，取出，压成土豆泥，和青菜、胡萝卜丝混合。

2.将土豆泥放在青菜叶上，加入盐拌匀即可。

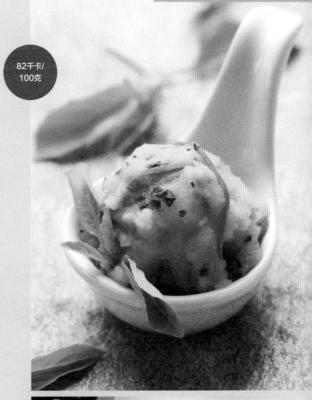

82千卡/100克

木耳黑米豆浆

本品能清除自由基，增强免疫力。

材料

水发木耳8克，水发黄豆50克，水发黑米30克。

做法

1.将泡好的黄豆、黑米倒入碗中，注水洗净，倒入滤网，沥干水。

2.将木耳、黄豆、黑米倒入豆浆机中，注水至水位线，盖上豆浆机机头，选择"五谷"程序，再选择"开始"键，待豆浆机运转约20分钟后，将豆浆机断电。

3.把煮好的豆浆倒入滤网，滤取豆浆，倒入杯中即可。

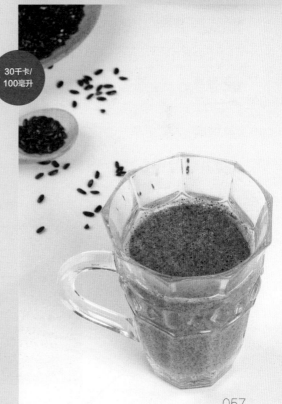

30千卡/100毫升

套餐八

餐　　单	枸杞炖蛋	姜蓉粉丝蒸元贝	冬瓜虾米汤
热　　量	80千卡/100克	108千卡/100克	32千卡/100毫升
建议食用量	200克	100克	100毫升

枸杞炖蛋

80千卡/100克

本品富含枸杞多糖，能提高抗病能力，增强人体免疫力。

材料

枸杞10克，鸡蛋2个，盐少许。

做法

1.先将鸡蛋打入碗内搅匀。

2.加入枸杞，加入少许盐，拌匀。

3.隔水蒸熟即可食用。

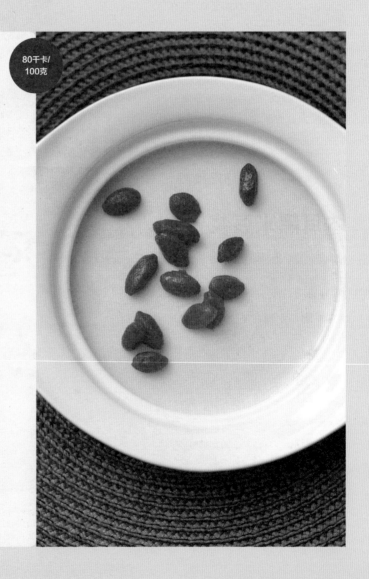

姜蓉粉丝蒸元贝

本品含有丰富的蛋白质、钙、铁、磷等多种营养成分，能增强人体免疫力。

材料

元贝2个，粉丝20克，胡萝卜、姜各适量。

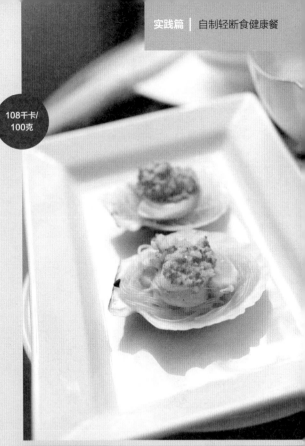

108千卡/100克

做法

1.元贝洗净挖去肠肚，用刷子把贝壳刷干净；姜去皮切小块，加入适量水，放入榨汁机中打碎；粉丝用热水泡发，剪成5厘米长；胡萝卜切成碎末。

2.热油锅中放入姜蓉爆香，将粉丝、姜蓉放在元贝肉上。锅中烧开水，放入元贝，中火蒸5分钟即可。

冬瓜虾米汤

本品能改善血糖水平，降低体内胆固醇，降血脂。

材料

冬瓜400克，虾米40克，姜片、盐、食用油各适量。

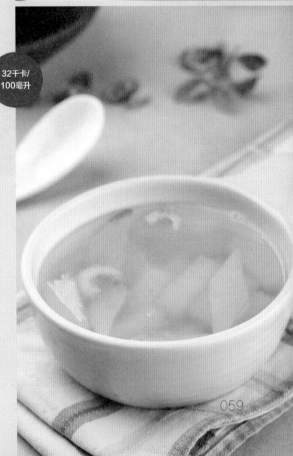

32千卡/100毫升

做法

1.洗净去皮的冬瓜切条，备用。

2.用油起锅，放入姜片、虾米炒香；倒入适量清水，煮至沸；放入冬瓜，搅匀，用大火煮2分钟，至食材熟透；放入适量盐，搅拌一会儿，至食材入味。

3.盛出煮好的汤料，装入碗中即可。

套餐九

餐 单	红豆黑米粥	包菜紫甘蓝沙拉	葡萄干豆浆
热 量	42千卡/100毫升	40千卡/100克	30千卡/100毫升
建议食用量	300毫升	200克	200毫升

红豆黑米粥

42千卡/100毫升

本品可清除自由基、有利于身体健康。

 材料

红豆30克，黑米50克。

做法

1.把红豆和黑米分别洗净，提前用清水分别浸泡12小时以上。

2.浸泡的水倒入锅中，将泡好的黑米和红豆放入锅中大火煮开。

3.等大火煮沸之后，再转至小火煮至红豆微开花、熟软即可。

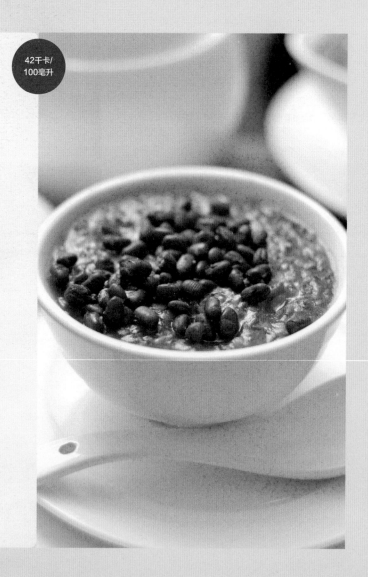

包菜紫甘蓝沙拉

紫甘蓝食法多样，可煮、炒、凉拌、腌制等，经常吃紫甘蓝对维护皮肤健康十分有益。

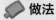**材料**

紫甘蓝、包菜各180克，洋葱30克，盐1匙，醋、橄榄油各适量。

做法

1.将紫甘蓝、包菜分别洗净，切丝，用盐腌渍5分钟左右；洋葱洗净切成丝。

2.蔬菜渗出水后用清水冲洗一下。

3.将所有食材放入盘中，加醋和橄榄油搅拌均匀即可食用。

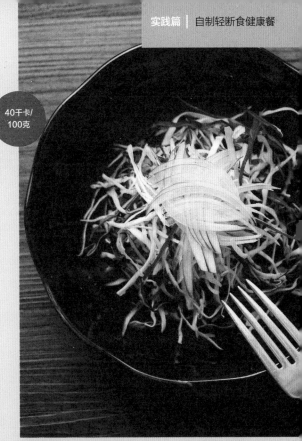

40千卡/100克

葡萄干豆浆

本品能提高身体的代谢机能，快速消除疲劳。

材料

水发黄豆50克，葡萄干25克。

做法

1.将已浸泡8小时的黄豆倒入豆浆机中，放入葡萄干，加入适量清水至水位线即可。

2.盖上豆浆机机头，选择"五谷"程序，再选择"开始"键，开始打浆，待豆浆机运转约15分钟后，即成豆浆。

3.将豆浆机断电，把煮好的豆浆倒入滤网，滤取豆浆，倒入杯中，用汤匙撇去浮沫即可。

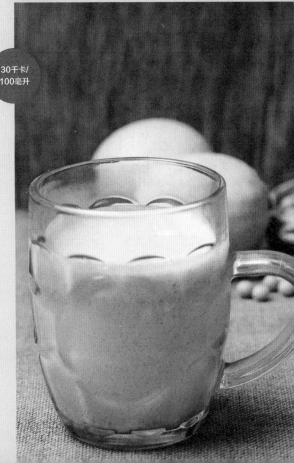

30千卡/100毫升

套餐十

餐　　单	虾仁炖蛋	煮玉米	明虾炖豆腐
热　　量	96千卡/100克	102千卡/根	65千卡/100克
建议食用量	100克	1根	80克

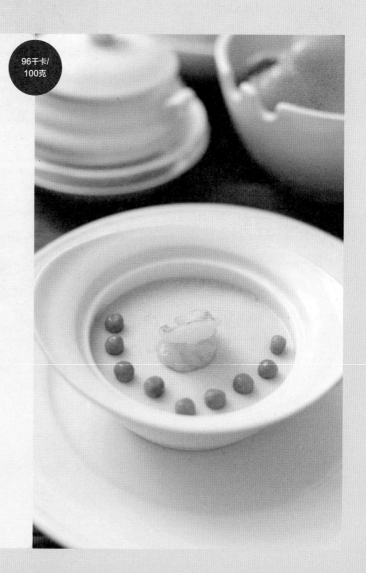

96千卡/100克

虾仁炖蛋

本品含有丰富的蛋白质，有提高人体免疫力的功效。

材料

鸡蛋2个，虾仁适量，青豆少许，盐少许。

做法

1.鸡蛋磕在碗里，加少许盐和冷开水，打散。

2.将虾仁、青豆放在蛋液上面，然后盖上保鲜膜放入锅中，大火蒸大概10分钟即可。

明虾炖豆腐

65千卡/100克

本品含有丰富的虾青素和蛋白质，具有抗氧化的作用。

材料

大明虾2只，豆腐50克，葱段、姜片各少许，鲜汤少量，盐、上海青、胡椒粉各少许。

做法

1.将虾去须除杂，用清水洗净；豆腐切成长条状；上海青洗净。锅内注水烧沸，将虾段、上海青和豆腐条分别放入焯一下。

2.锅置火上，放入鲜汤、虾段、豆腐条、葱段和姜片。

3.烧沸后撇去浮沫，加盖转小火炖至虾肉熟透。

4.拣去葱和姜，撒入盐、胡椒粉摆盘即成。

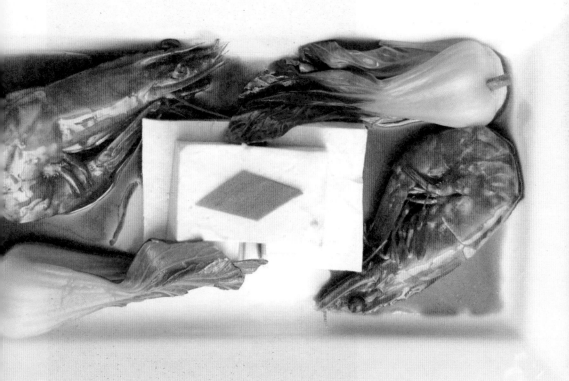

套餐十一

餐　　　单	椰奶蒸鸡蛋	蒜蓉荷兰豆	绿豆红薯豆浆
热　　　量	85千卡/100克	24千卡/100克	25千卡/100毫升
建议食用量	200克	200克	200毫升

椰奶蒸鸡蛋

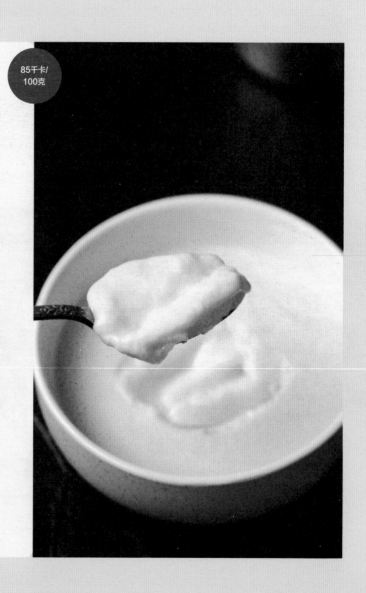

85千卡/100克

本品含有多种微量元素、丰富的维生素和矿物质，尤其钾的含量较高，所含热量又相对较低，经常食用，有减肥健美的作用。

材料

鸡蛋1个，牛奶150毫升，椰子粉1袋。

做法

1.椰子粉用牛奶搅拌均匀，鸡蛋打散，把椰奶倒入蛋液中搅匀。

2.蛋奶液过滤，包上保鲜膜，放入蒸锅大火蒸制10分钟即可。

蒜蓉荷兰豆

本品富含人体所需的各种营养物质，尤其是含有优质蛋白质，可以提高机体的抗病能力。

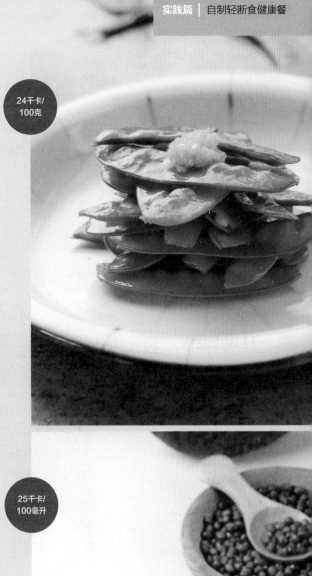

24千卡/100克

材料

荷兰豆200克，蒜蓉适量，盐、食用油各少许。

做法

1.将荷兰豆在开水中焯水，变色后捞出，放冷水中冲洗。

2.锅中加少许油，放入蒜蓉煸炒出香味。

3.倒入荷兰豆继续翻炒。

4.最后加盐和蒜蓉，翻炒均匀即可出锅。

绿豆红薯豆浆

本品含有蛋白质、果胶、纤维素、维生素、矿物质等成分，具有促进肠道蠕动、瘦身排脂等功效。

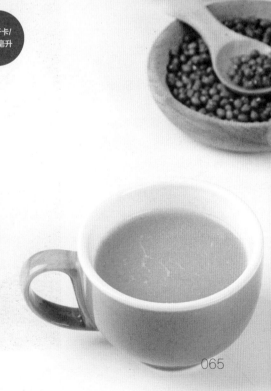

25千卡/100毫升

材料

水发绿豆50克，红薯40克。

做法

1.洗净去皮的红薯切成小方块。

2.将已浸泡8小时的绿豆倒入碗中，加水搓洗干净，沥干水分。

3.把洗好的绿豆倒入豆浆机中，放红薯，注入适量清水，至水位线。

4.盖上豆浆机机头，待豆浆机运转约15分钟（"嘀嘀"声响起）之后，再滤取豆浆即可。

065

套餐十二

餐　　　单	红薯山药小米粥	白灼芦笋	芹菜梨汁
热　　　量	56千卡/100毫升	24千卡/100克	65千卡/100毫升
建议食用量	200毫升	200克	100毫升

红薯山药小米粥

56千卡/100毫升

本品有利于加快消化道蠕动、助于排便、清理消化道的功效。

材料

红薯100克，山药50克，小米50克。

做法

1.山药、红薯洗净削皮刨成丝，小米淘洗干净。

2.山药、红薯、小米一同放入锅内，加适量水，盖上锅盖，煮成粥即可。

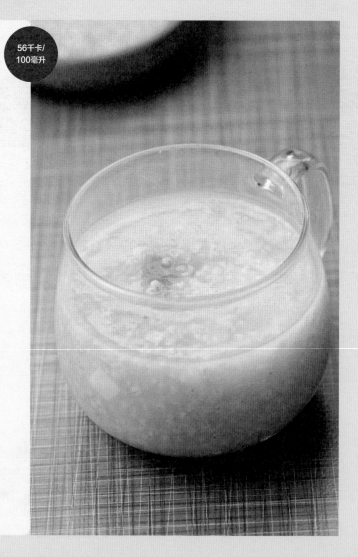

白灼芦笋

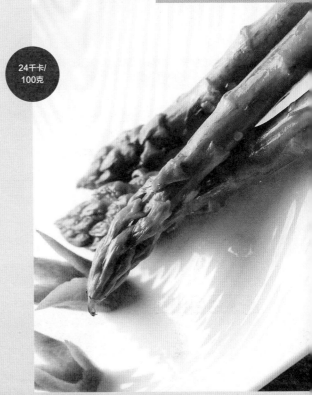

24千卡/
100克

本品味道鲜美，清爽可口，对疲劳症、水肿、肥胖等有一定的疗效。

材料

芦笋200克，生抽适量。

做法

1.芦笋洗净，切成2寸左右的段。

2.烧半锅清水，水开后放入芦笋段烫2分钟，捞起装盘。

3.锅中放1勺生抽，加适量清水，煮沸后倒入盘中即可。

芹菜梨汁

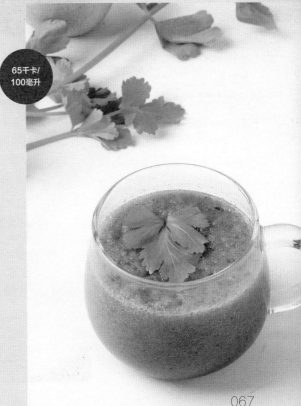

65千卡/
100毫升

本品含有丰富的膳食纤维，具有促进肠道蠕动、通便的功效。

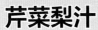材料

梨150克，黄瓜100克，芹菜80克，生菜60克。

做法

1.洗净的黄瓜切成小块，洗好的生菜切成小段。

2.洗净的芹菜切小段，洗好的梨取果肉切小块。

3.取榨汁机，倒入适量的材料，榨成汁，将榨好的蔬果汁滤入杯中即可。

套餐十三

餐　　单	莲子百合山药粥	猕猴桃菠萝苹果汁	紫甘蓝生菜沙拉
热　　量	42千卡/100毫升	60千卡/100毫升	38千卡/100克
建议食用量	200毫升	100毫升	250克

莲子百合山药粥

42千卡/100毫升

本品具有促进消化、改善消化吸收功能的功效。

材料

山药10克，莲子、百合各20克，粳米150克，枸杞5颗。

做法

1.山药洗净切成块；莲子去心、去皮；将山药、百合、莲子分别放入温水中泡2小时。

2.粳米用冷水浸泡半小时，让米粒充分膨胀开来。

3.锅中注水，放入莲子，用大火煮开5分钟后，加入山药、枸杞、粳米、百合用大火煮沸，转小火煮50分钟左右即可。

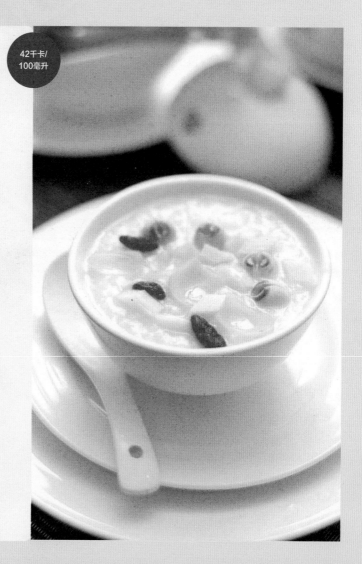

猕猴桃菠萝苹果汁

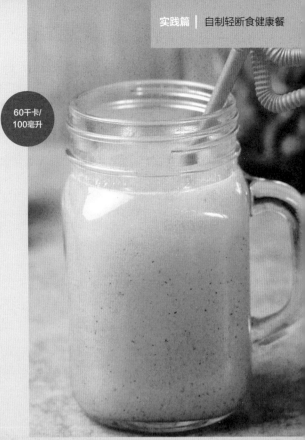

60千卡/100毫升

本品含有维生素A、维生素C、叶酸、膳食纤维、钾等营养成分，具有增强人体免疫力的功效。

 材料

猕猴桃100克，苹果90克，菠萝肉50克。

做法

1.猕猴桃去皮切小块，菠萝肉切小块，洗净的苹果取肉切小块。

2.取榨汁机，倒入切好的水果，注入适量纯净水，榨成汁后倒入杯中即可享用。

紫甘蓝生菜沙拉

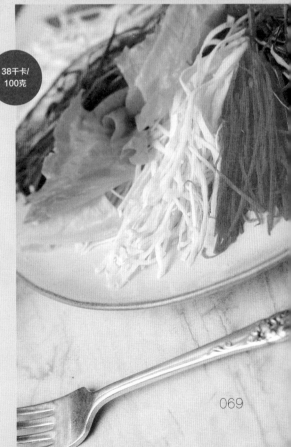

38千卡/100克

本品含有大量的纤维素，能够增强胃肠功能，促进肠道蠕动。

材料

紫甘蓝、包菜各75克，生菜、胡萝卜各50克，盐少许，醋、橄榄油各少量。

做法

1.将紫甘蓝、包菜、胡萝卜分别洗净，切丝备用。

2.将上述食材均装入盘中，加入生菜，加盐、醋和橄榄油拌匀即可。

套餐十四

餐　　单	清蒸龙利鱼卷	芒果汁	豆腐鲫鱼汤
热　　量	72千卡/100克	19千卡/100毫升	41千卡/100毫升
建议食用量	200克	200毫升	150毫升

清蒸龙利鱼卷

72千卡/100克

本品含有不饱和脂肪酸，以及Ω-3脂肪酸，还可以清肝明目。

材料

龙利鱼柳200克，上海青、姜、葱花各少许。

做法

1.龙利鱼柳切成薄片，卷起来，用牙签一片片串好。

2.将姜、葱花、洗净的上海青炒好，再放到摆好盘的龙利鱼卷上，放入锅蒸15分钟，即可。

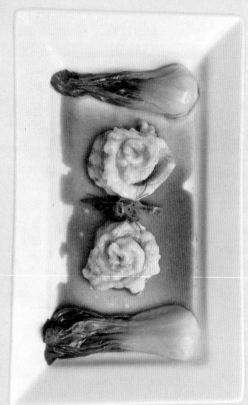

芒果汁

芒果含有蛋白质、粗纤维、维生素A、维生素C等营养成分，有助于消化。

19千卡/100毫升

材料

芒果125克。

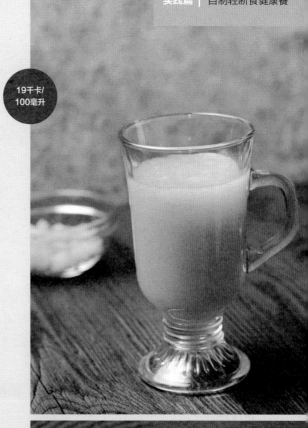

做法

1.洗净的芒果去皮，取果肉，切成小块。

2.将切好的芒果倒入榨汁机中，注入适量纯净水，盖好盖，启动榨汁机，开始榨汁。

3.将榨好的芒果汁装入杯中即可（冷藏后风味更佳）。

豆腐鲫鱼汤

本品含蛋白质、脂肪、维生素A和烟酸、钙、磷、铁等成分，有提高人体机能的功效。

41千卡/100毫升

材料

鲫鱼150克，豆腐50克，姜丝、枸杞各少许，盐和食用油各适量。

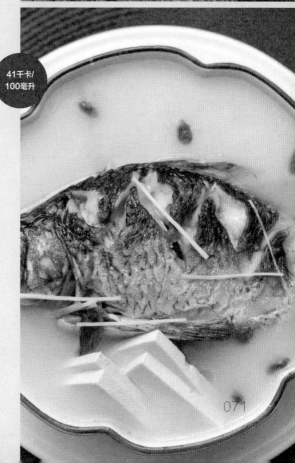

做法

1.鲫鱼剖开除内脏，洗干净后抹上调料，腌制10分钟。

2.豆腐切成块，用沸盐水烫5分钟后捞出沥干。

3.锅放炉火上，放入油；油热，放姜丝爆香，放入鲫鱼，将鱼两面煎黄。

4.加水适量，放枸杞，加盖煮沸后用小火烧20分钟，至鱼汤呈乳白色。

5.揭盖放盐，放豆腐，再烧5分钟，即可。

套餐十五

餐　　单	时蔬鸡蛋饼	黄瓜梨猕猴桃汁	火龙果酸奶
热　　量	70千卡/100克	55千卡/100毫升	69千卡/100毫升
建议食用量	200克	100毫升	80毫升

时蔬鸡蛋饼

70千卡/100克

本品具有疏通肠胃、润滑肠道、排毒养颜的功效。

 材料

木耳30克，番茄30克，菠菜20克，鸡蛋2个，食用油少量。

做法

1.木耳、番茄、菠菜焯水，切碎。

2.鸡蛋打散，并将所有的食材倒入蛋液中。

3.不粘锅内抹少许油，倒入蛋液，正反面煎制即可。

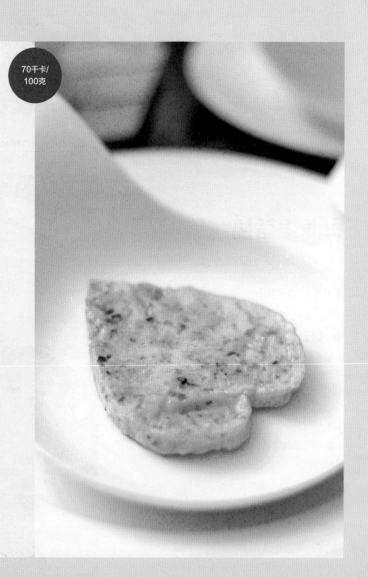

黄瓜梨猕猴桃汁

本品富含B族维生素、维生素C等营养成分，具有美白护肤、延缓衰老的功效。

 材料

黄瓜150克，梨子100克，猕猴桃80克。

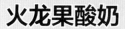 **做法**

1.将洗净的黄瓜、猕猴桃、梨去皮，全部切成小块状。

2.取出榨汁机，倒入切好的黄瓜、猕猴桃、梨子。

3.注入适量纯净水，盖好盖子，启动榨汁机，将瓜肉和果肉均匀搅打成汁。

4.将蔬果汁倒入干净的杯子中即可。

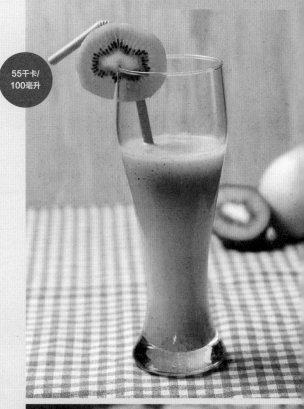

55千卡/100毫升

火龙果酸奶

本品含有蛋白质、膳食纤维、维生素等营养成分，具有预防便秘、美白皮肤、改善视力等功效。

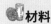 **材料**

火龙果150克，酸奶100克。

 做法

1.火龙果取果肉切丁。

2.取一个玻璃杯，倒入火龙果丁，将果肉压成泥状。

3.倒入备好的酸奶拌匀即可。

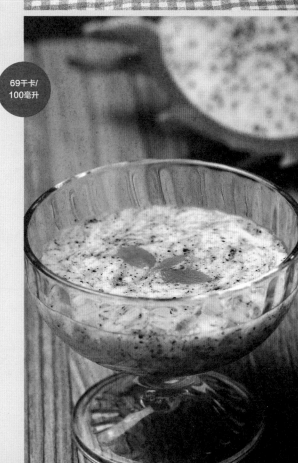

69千卡/100毫升

套餐十六

餐 单	圆生菜鸡蛋沙拉	凉拌莴笋	芒果酸奶
热 量	65千卡/100克	29千卡/100克	40千卡/100毫升
建议食用量	200克	300克	200毫升

圆生菜鸡蛋沙拉

65千卡/100克

鸡蛋中的铁含量丰富，利用率100%，是人体铁的良好来源。

材料

烤面包20克，圆生菜45克，鸡蛋1个，盐、醋、橄榄油各适量。

做法

1.圆生菜清洗干净，沥干水分；烤面包切成小块。

2.锅中注水，放入鸡蛋，煮至鸡蛋五成熟时熄火，取出鸡蛋，切块备用。

3.食用时，淋上盐、醋、橄榄油做成的酱汁拌匀即可。

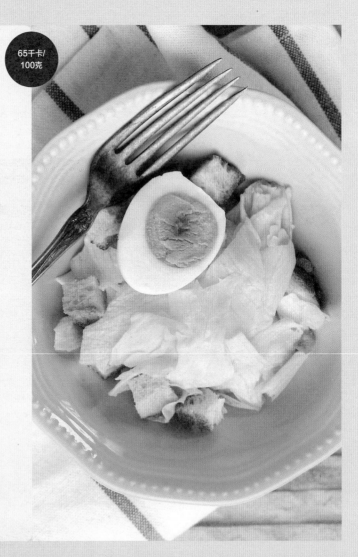

凉拌莴笋

29千卡/100克

本品富含维生素，能增强机体活力。

材料

莴笋100克，胡萝卜、黄豆芽各90克，蒜末少许，盐、生抽、陈醋、芝麻油各适量。

做法

1.将洗净去皮的胡萝卜、莴笋切丝，胡萝卜丝、莴笋丝、黄豆芽焯水。

2.将焯好的食材装入碗中，撒上蒜末，加入少许盐，淋入适量生抽、陈醋、芝麻油，搅拌一会儿，至食材入味。

3.取一个干净的盘子，盛入拌好的菜肴，摆好盘即成。

芒果酸奶

40千卡/100毫升

本品含有大量的维生素，经常食用芒果，可以起到滋润肌肤的作用。

材料

芒果70克，酸奶65克。

做法

1.将芒果去皮取肉，切小块。

2.取榨汁机，选择搅拌刀座组合，倒入切好的芒果肉，加入酸奶。

3.盖好盖，启动榨汁机，榨汁。

4.倒出榨好的芒果汁，装入杯中即可享用。

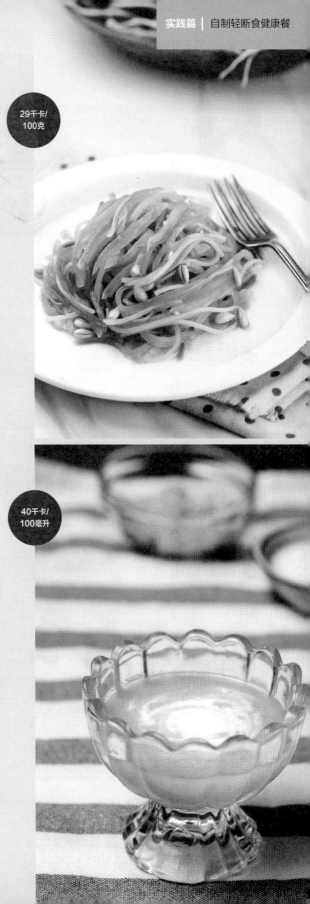

套餐十七

餐　　单	木瓜梨菊饮	全麦方包	清蒸鲈鱼
热　　量	35千卡/100毫升	45千卡/片	107千卡/100克
建议食用量	100毫升	1片	150克

木瓜梨菊饮

35千卡/100毫升

本品含有蛋白质、木瓜蛋白酶、柠檬酸、维生素C、铁、锌、钙等营养成分，具有消暑解渴、帮助消化等功效。

材料

木瓜50克，梨子50克，菊花5克。

做法

1.木瓜去皮，切成小块；梨子取果肉，切小块。

2.汤锅中注入适量水烧热，倒入切好的水果、菊花，盖上盖，煮至食材熟透，盛出即可。

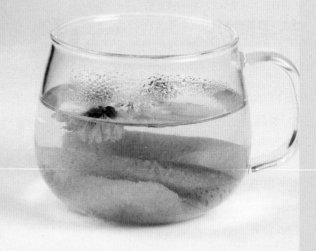

清蒸鲈鱼

107千卡/
100克

本品富含蛋白质、维生素A、B族维
生素，有提高机体免疫力的作用。

材料

鲈鱼1条，姜、葱各少许，盐、蒸鱼
豉油和食用油各适量。

做法

1.将鲈鱼收拾好，冲洗干净，用纸
巾擦干，之后斜切几刀，在表皮和
内部抹上少许盐。

2.将姜切丝，将葱切段，改切丝。

3.将葱段放入蒸鱼的盘中，将鱼搭
放在葱段上，在鱼身上铺好姜丝。
蒸锅中放水，水烧开后，放入鲈
鱼，大火蒸8分钟。

4.蒸好后，将鱼取出，倒掉多余的
汤汁；将葱丝放到鱼上，淋上热
油，之后浇上蒸鱼豉油即可。

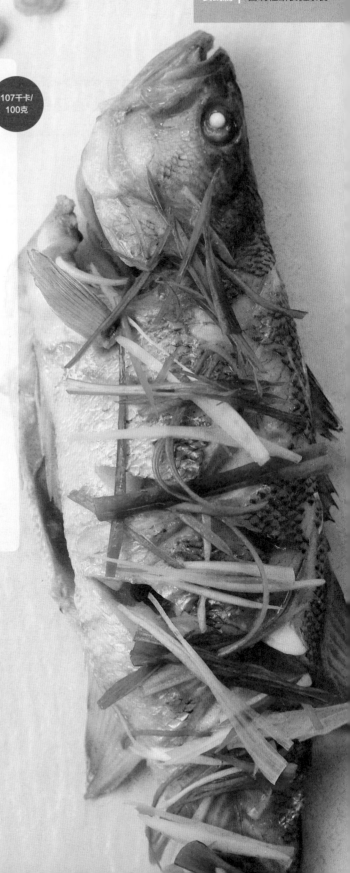

套餐十八

餐　　单	胡萝卜汁	提子面包	金枪鱼豆角沙拉
热　　量	12千卡/100毫升	250千卡/100克	60千卡/100克
建议食用量	200毫升	80克	50克

胡萝卜汁

12千卡/100毫升

本品含丰富的维生素、膳食纤维等营养成分，还具有降低胆固醇含量、净化血液、滋润皮肤、延缓衰老等功效。

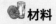 **材料**

胡萝卜100克。

做法

1.将胡萝卜洗净后，均匀地切成小块。

2.取出备好的榨汁机，然后倒入胡萝卜块。

3.在榨汁机中注入适量纯净水，盖好盖子，启动榨汁机按钮，将胡萝卜搅打成汁。

4.将榨好的胡萝卜汁装入干净的杯子中即可。

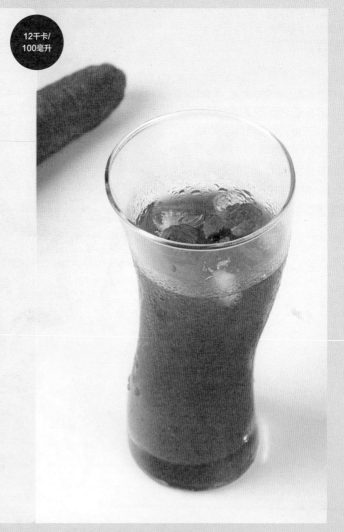

金枪鱼豆角沙拉

60千卡/100克

本品含有优质的蛋白质和其他营养素，能有效降低胆固醇含量、清理血管。

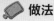 **材料**

金枪鱼罐头50克，四季豆40克，圣女果8颗，洋葱20克，盐、醋、橄榄油各少许。

做法

1.洗净的四季豆切段，洗净的圣女果对半切开，洗净的洋葱切碎。

2.四季豆放入烧沸的盐水（6杯水、2小勺盐）中焯1分钟，捞出用清水冲洗，沥干备用。

3.金枪鱼罐头用漏勺沥去汁水。

4.将金枪鱼、四季豆、圣女果、洋葱放入碗中，加入盐、醋、橄榄油拌匀后，盛入盘中即可。

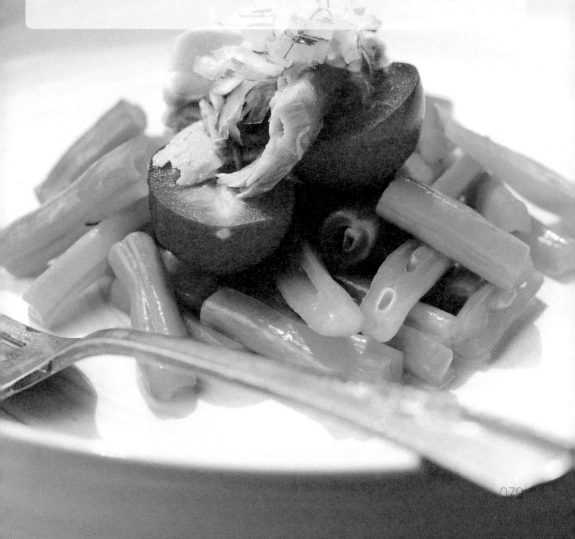

套餐十九

餐　　　单	黄瓜汁	菜包	土豆丝蒜苗沙拉
热　　　量	26千卡/100毫升	60千卡/个	70千卡/100克
建议食用量	100毫升	2个	200克

黄瓜汁

26千卡/100毫升

本品含有B族维生素、维生素C、维生素E、胡萝卜素、钙、磷、铁等营养成分，有延缓衰老、补充水分等功效。

材料

黄瓜150克，蜂蜜10克。

做法

1.洗净去皮后的黄瓜切片。

2.取备好的榨汁机，倒入黄瓜片，加入少许蜂蜜。

3.注入适量纯净水，盖好盖子，将黄瓜榨成汁。

4.最后再倒出榨好的黄瓜汁，装入杯中即可。

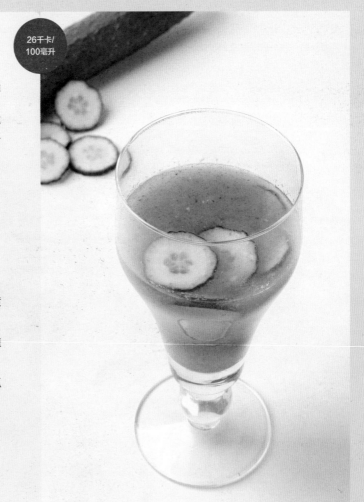

土豆丝蒜苗沙拉

70千卡/
100克

本品含有丰富的维生素C以及蛋白质、胡萝卜素、硫胺素、核黄素等营养成分。

 材料

土豆200克，蒜苗100克，红辣椒1个，盐、醋、橄榄油各少许。

 做法

1.土豆切丝，泡在凉水中以洗去淀粉。

2.蒜苗用清水洗净，切段；红辣椒洗净切丝。

3.土豆丝放入烧沸的盐水（6杯水、2小勺盐）中焯1分钟，然后用凉水冲洗，沥干备用。

4.把土豆丝、蒜苗段和红辣椒丝放入碗中与盐、醋、橄榄油拌匀，盛盘即可。

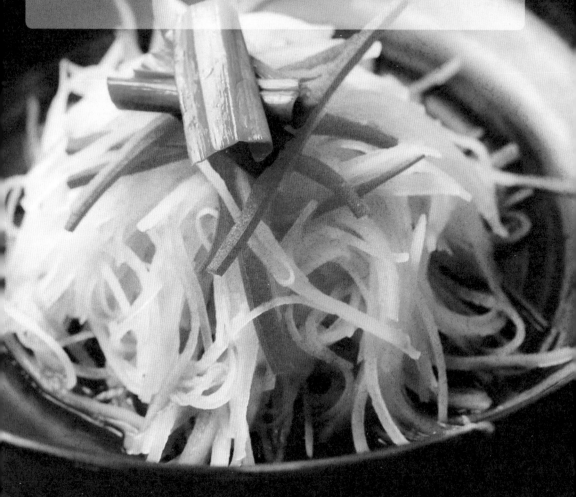

套餐二十

餐　　单	薄荷柠檬红茶	杂粮包	鲜虾莲藕沙拉
热　　量	15千卡/100毫升	135千卡/个	70千卡/100克
建议食用量	150毫升	1个	200克

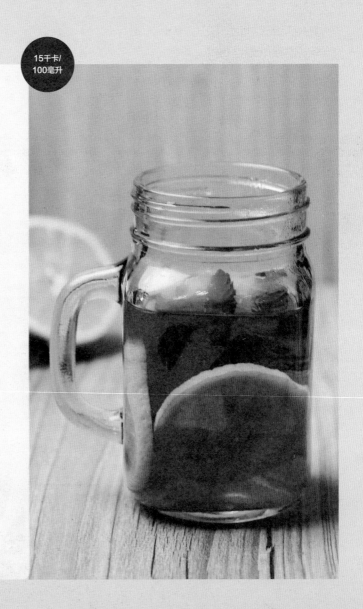

15千卡/100毫升

薄荷柠檬红茶

本品含有柠檬酸、维生素C、钾、钙、铁等营养成分，具有提神解乏的功效。

材料

柠檬70克，鲜薄荷叶少许，热红茶适量。

做法

1.将洗净的柠檬切薄片。

2.取一个玻璃杯，注入准备好的热红茶，放入柠檬片。

3.点缀上几片薄荷叶，浸泡片刻即可。

鲜虾莲藕沙拉

70千卡/100克

虾含有维生素A和B族维生素，可保护视力，消除疲劳。

材料

莲藕100克，鲜虾仁8个，洋葱50克，盐少许，醋和橄榄油各适量。

做法

1.洗净的莲藕削皮，切片；洗净的洋葱切丝。

2.莲藕放入烧沸的醋水（6杯水、3大勺白醋）中焯1分钟。

3.虾仁放入烧沸的盐水（4杯水、1/2大勺盐）中焯1分钟。

4.焯好的虾仁用清水冲洗后沥干，剖成两半。

5.莲藕、虾仁、洋葱盛入盘中，淋上醋和橄榄油搅拌均匀即可食用。

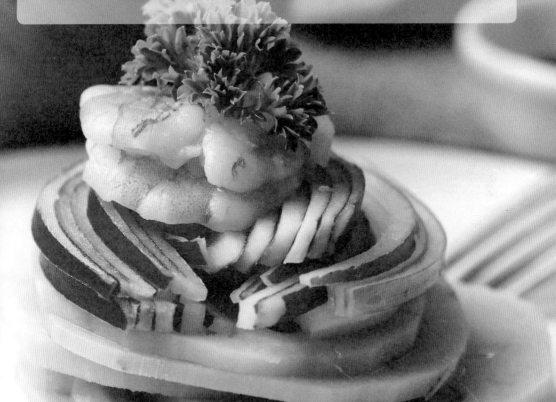

套餐二十一

餐　　单	娃娃菜炒口蘑	山药莲子龙骨汤	西芹蜂蜜汁
热　　量	23千卡/100克	98千卡/100毫升	19千卡/100毫升
建议食用量	200克	200毫升	150毫升

23千卡/100克

娃娃菜炒口蘑

本品维生素的含量十分丰富，可起到抗氧化、抗衰老的作用。

材料

口蘑50克，娃娃菜250克，食用油、盐各少许。

做法

1.口蘑用水泡开，剪去老根，挑去杂质，用开水煮5分钟左右。

2.娃娃菜对半切开，用开水烫一下，捞出控干水分。

3.锅里注入适量油，放入口蘑、娃娃菜，翻炒至熟，加盐调味即可。

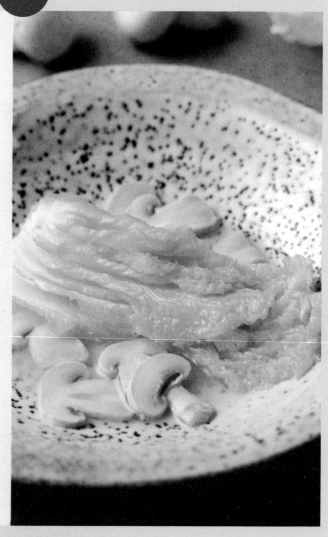

山药莲子龙骨汤

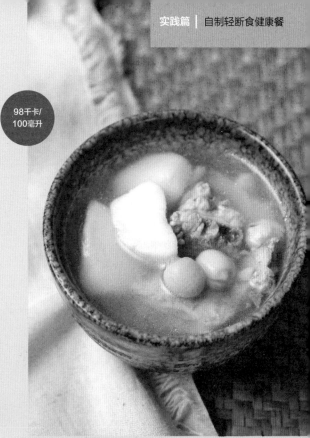

98千卡/100毫升

本品含有丰富的B族维生素、维生素C，其中维生素C具有较强的抗氧化功效。

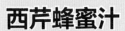 **材料**

龙骨150克，山药50克，莲子10克，姜、葱、盐各少量。

 做法

1.山药去皮洗干净，切成厚片或滚刀块备用，莲子泡发，姜切片，葱切段。

2.汤锅放入水烧开，放入氽过水的龙骨，再放姜片和葱段，转中火煮30分钟。

3.放入山药、莲子开小火煮1小时，至龙骨、山药、莲子酥烂起锅，加盐调味即可。

西芹蜂蜜汁

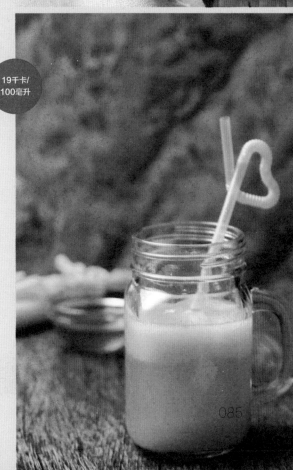

19千卡/100毫升

本品含有葡萄糖、柠檬酸、苹果酸、镁、铁、铜等营养成分，还具有润肤增白的功效。

 材料

西芹60克，蜂蜜10克。

做法

1.西芹洗干净后，切成小段。

2.取备好的榨汁机，倒入切好的西芹，然后放入少许蜂蜜，注入适量的纯净水。

3.盖好盖子，启动榨汁机，榨取蔬菜汁；将榨好的蔬菜汁倒入干净的杯子里即可。

套餐二十二

餐　　　单	圣女果芒果汁	紫米饭	虾仁菠菜沙拉
热　　　量	30千卡/100毫升	110千卡/碗	61千卡/100克
建议食用量	200毫升	1碗	200克

圣女果芒果汁

30千卡/
100毫升

本品含有蛋白质、果胶、维生素等营养成分，还具有促进肠道蠕动、美肤养颜的功效。

材料

芒果135克，圣女果90克。

做法

1.将圣女果洗干净后，对半切开。

2.洗好的芒果去皮取果肉，并切成均匀的小块。

3.在榨汁机中倒入切好的圣女果和芒果，注入适量纯净水后盖上盖子，启动榨汁机，搅打均匀成汁。

4.倒出果汁，装入杯中，即可享用新鲜美味的果汁。

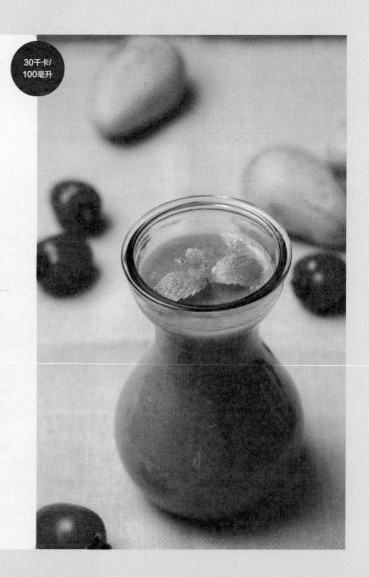

虾仁菠菜沙拉

61千卡/100克

本品具有促进人体新陈代谢、延缓衰老、美肤洁肤的功效。

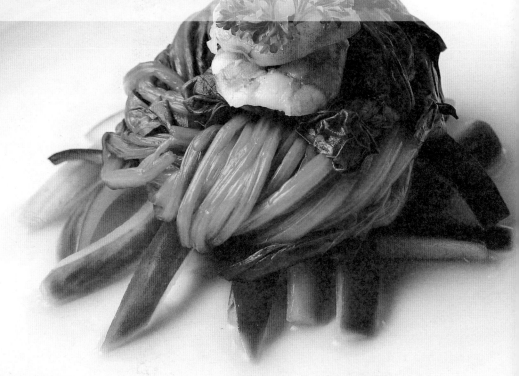

材料

菠菜150克，鲜虾仁100克，洋葱50克，盐、醋、橄榄油各适量。

做法

1.菠菜去掉根部，用清水洗净后沥干备用；洋葱洗净切条。

2.菠菜放入烧沸的醋水（4杯水、1/2大勺醋）中焯1分钟。

3.虾仁放入烧沸的盐水（4杯水、1/2大勺盐）中焯1分钟。

4.焯好的虾仁用清水冲洗后沥干，剖成两半。

5.菠菜、虾仁、洋葱盛入盘中，淋上橄榄油搅拌均匀即可。

套餐二十三

餐　　单	菠菜炒香菇	鲜姜菠萝苹果汁	猕猴桃橙汁
热　　量	27千卡/100克	45千卡/100毫升	50千卡/100毫升
建议食用量	300克	200毫升	200毫升

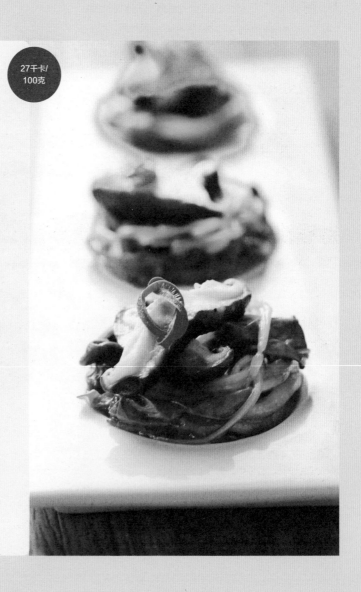

菠菜炒香菇

27千卡/100克

本品含有多种维生素、矿物质，还具有促进人体新陈代谢、提高机体免疫力的功效。

材料

香菇25克，菠菜250克，姜末、食用油、盐、红椒各适量。

做法

1.香菇放入温水中浸泡，去蒂洗净，挤干水分，再切成厚片；红椒切成丝。

2.将菠菜择净黄叶、根，洗净，备用。

3.炒锅上火，放少量油烧热，下姜末爆香，倒入香菇煸炒，放入菠菜，翻炒至熟，加盐调味，盛出用红椒丝点缀即成。

鲜姜菠萝苹果汁

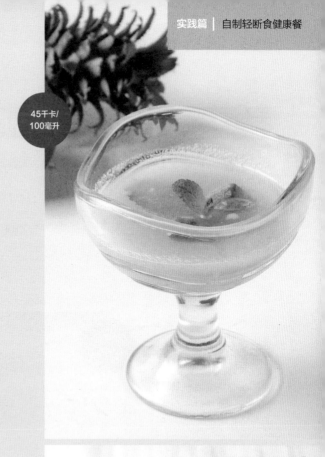

45千卡/100毫升

本品含有蛋白质、纤维素、烟酸、钾、锌、钙、磷等营养成分，有增强免疫力、增强食欲、美容养颜的功效。

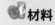 材料

苹果110克，菠萝肉80克，姜块少许。

做法

1.姜块去皮洗净，切粗丝；苹果洗净，切成小块；菠萝肉切丁。

2.取备好的榨汁机，倒入切好的苹果和菠萝肉，放入姜丝，注入适量纯净水，盖上盖子。

3.选择"榨汁"功能，榨出果汁；断电后倒出果汁，滤入杯中即可。

猕猴桃橙汁

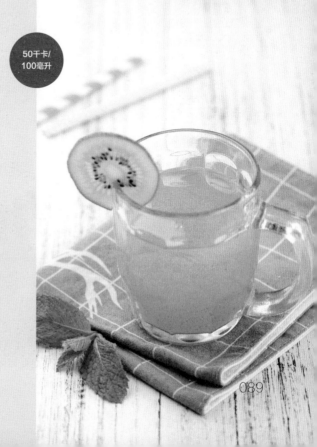

50千卡/100毫升

本品可以补充人体所需的各种维生素，增强身体活力。

材料

橙子肉200克，猕猴桃100克。

做法

1.将去皮洗净的猕猴桃切片，再切条，改切成丁；橙子肉切成小块。

2.取榨汁机，选择搅拌刀座组合，杯中倒入切好的橙子、猕猴桃，盖上盖子，选择"搅拌"功能，将食材榨成汁。

3.把猕猴桃橙汁倒入杯中即可。

套餐二十四

餐　　单	香菇炒韭菜	金针菇瘦肉汤	黄瓜雪梨汁
热　　量	40千卡/100克	45千卡/100毫升	33千卡/100毫升
建议食用量	250克	200毫升	150毫升

香菇炒韭菜

40千卡/100克

本品能促进肠胃运动，治疗便秘，还可以提高机体免疫功能，延缓衰老。

材料

韭菜150克，干香菇5朵，葱花、盐和食用油各少许。

做法

1.用温水浸泡干香菇，发起，将发开的香菇洗净，切成片。

2.把韭菜洗净切成段。

3.油锅内用少量的葱花爆香，下香菇，多翻炒些时间，使香菇的味道彻底发散出来。

4.下入韭菜合炒，放入适量的盐调味，即可出锅。

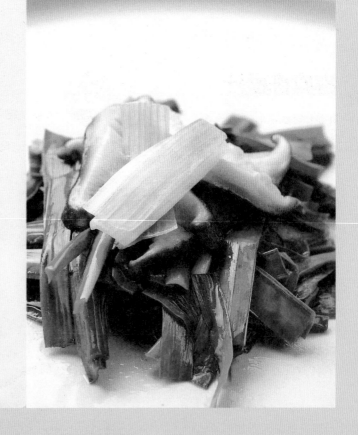

金针菇瘦肉汤

本品有助于肝脏排毒。

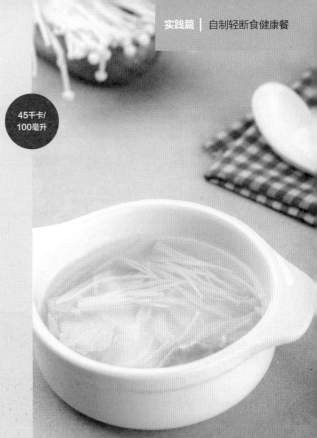

45千卡/100毫升

材料

金针菇200克，猪瘦肉120克，姜片少许，盐、胡椒粉各适量。

做法

1.洗净的猪瘦肉切成片，待用。

2.锅中注水烧开，倒入瘦肉片，汆去血水，捞出待用。

3.锅中注水烧开，倒入瘦肉片、姜片，拌匀，略煮片刻，倒入金针菇，煮沸，加入盐、胡椒粉，搅匀，撇去浮沫，拌匀入味即可。

黄瓜雪梨汁

本品含有B族维生素、维生素C、胡萝卜素等营养成分，可润滑肌肤。

33千卡/100毫升

材料

黄瓜100克，雪梨70克。

做法

1.黄瓜洗净，取果肉，再切成均匀的小块。

2.雪梨洗净，保留果皮，去核，切成块状。

3.将切好的黄瓜块、雪梨块放入榨汁机，然后加入适量纯净水，盖好盖子，启动榨汁机，开始榨汁。

4.将榨出来的蔬果汁倒入杯中即可饮用。

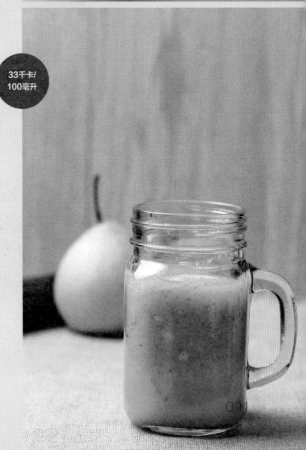

套餐二十五

餐　　单	蒜蓉芥菜	玉米胡萝卜排骨汤	芒果西米露
热　　量	30千卡/100克	76千卡/100毫升	70千卡/100毫升
建议食用量	300克	150毫升	100毫升

蒜蓉芥菜

此菜含有丰富的维生素，能提神醒脑、解除疲劳，还能改善胃肠消化功能，增进食欲，可用来开胃，帮助消化。

30千卡/100克

材料

芥菜250克，蒜蓉适量，盐和食用油各少许。

做法

1.芥菜洗净切好，备用。

2.锅里放少量油，放入蒜蓉爆香。

3.放入芥菜翻炒，炒至七成熟时，加入盐，再翻炒均匀即可出锅。

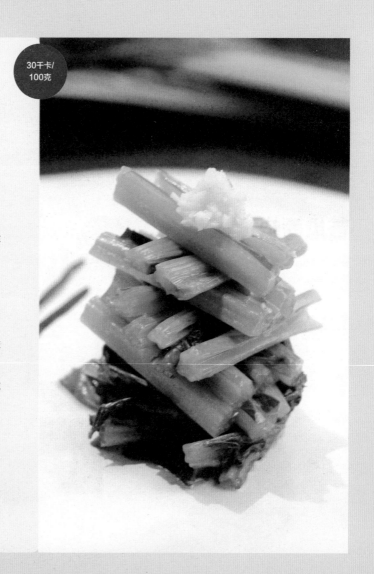

玉米胡萝卜排骨汤

本品含有丰富的维生素E，可延缓衰老、消除疲劳。

76千卡/100毫升

 材料

排骨120克，玉米30克，胡萝卜20克，姜、盐各少许。

做法

1.胡萝卜削皮，洗净切小块；玉米洗净切小块；姜洗净拍松。

2.排骨洗净后剁成块，用开水汆烫。

3.砂锅内加适量水，放入排骨块、胡萝卜块、玉米块、姜，煮开后改小火煲2小时。

4.加盐调味即可。

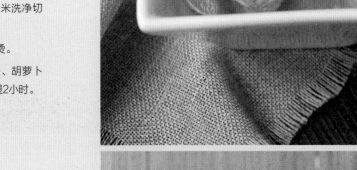

芒果西米露

本品含有蛋白质、粗纤维、维生素A、铁、锌、钙等营养物质，具有延缓衰老、保护视力的功效。

70千卡/100毫升

 材料

芒果肉60克，西米40克，牛奶50毫升，椰子水适量。

 做法

1.芒果肉切小丁。

2.锅中注入适量清水烧开，放入备好的西米，烧开后用小火煮约20分钟。

3.锅置于火上，倒入椰子水和牛奶煮沸，拌匀，再次煮沸。

4.关火后盛出煮好的汁水，装入杯中，待凉后再放入煮好的西米，最后点缀上芒果丁即可。

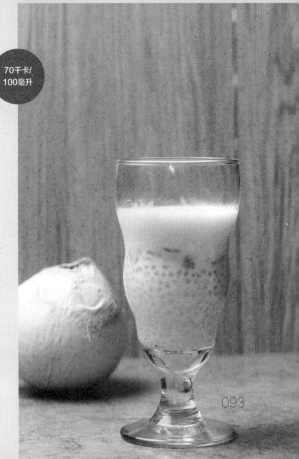

093

套餐二十六

餐　　单	白菜金针菇沙拉	薏米白菜汤	草莓椰子水
热　　量	38千卡/100克	55千卡/100毫升	15千卡/100毫升
建议食用量	300克	200毫升	150毫升

白菜金针菇沙拉

38千卡/100克

本品含有丰富的微量元素和膳食纤维，具有强身健体的功效。

材料

白菜200克，金针菇80克，水发香菇20克，彩椒10克，盐、醋、橄榄油各适量。

做法

1.白菜洗净，撕大片，焯水后捞出；香菇洗净后切块，焯水；金针菇去尾，洗净后焯水；彩椒洗净，切丝。

2.将盐、醋、橄榄油混合成调料汁。

3.将白菜、香菇、金针菇与调料汁一起拌匀，装盘，撒上彩椒丝即可。

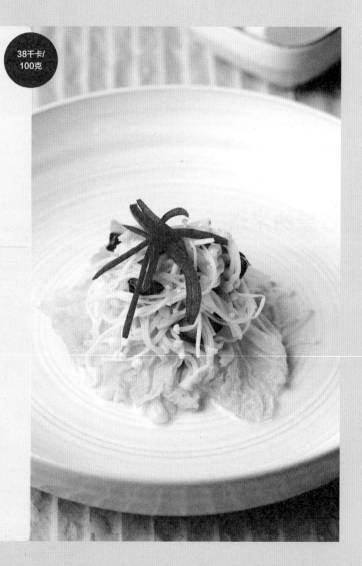

薏米白菜汤

本品营养丰富，容易消化，具有健肤美容的功效。

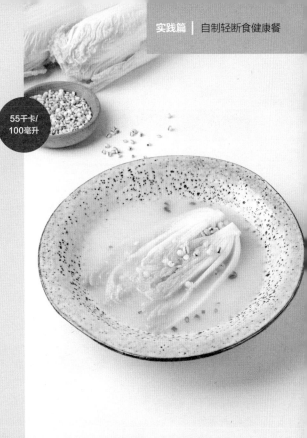

55千卡/100毫升

材料

白菜140克，薏米40克，姜丝、葱花、盐、食用油各少许。

做法

1.洗好的白菜切去根部，再对半切开。

2.砂锅注油烧热，放入姜丝、葱花，炒匀，注入适量清水，倒入薏米，拌匀。

3.盖上盖，烧开后用小火煮约30分钟。

4.揭开盖，放入白菜，拌匀；用小火煮约6分钟至熟，加入盐，拌匀调味，关火后盛出汤料即可。

草莓椰子水

椰子水包含电解质钠、钾、镁、钙和磷酸盐，及少量的氨基酸，有助于改善新陈代谢，提高免疫力，排出全身毒素。

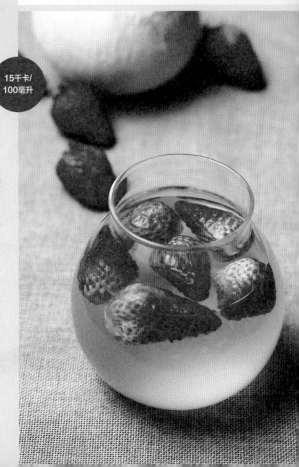

15千卡/100毫升

材料

椰子水750毫升，草莓6颗。

做法

1.草莓先洗净去蒂，再对切切开。

2.将切好的食材放入椰子水中，密封好后放入冰箱中放置一晚后，第2天即可饮用。

套餐二十七

餐　　单	莲藕芹菜沙拉	香蕉酸奶	紫薯冬瓜苹果汁
热　　量	51千卡/100克	79千卡/100毫升	40千卡/100毫升
建议食用量	200克	150毫升	150毫升

莲藕芹菜沙拉

51千卡/100克

本品富含蛋白质、糖类、胡萝卜素、B族维生素和钙、铁等。

材料

莲藕100克，芹菜50克，黑木耳50克，彩椒、盐、醋、橄榄油各适量。

做法

1.莲藕洗净，切成薄片；芹菜洗净后切成长段。

2.黑木耳泡发、洗净，彩椒洗净后切成块状。

3.将准备好的芹菜和黑木耳分别放入开水中焯熟。

4.将所有食材及盐、醋、橄榄油放入盘中拌匀即可。

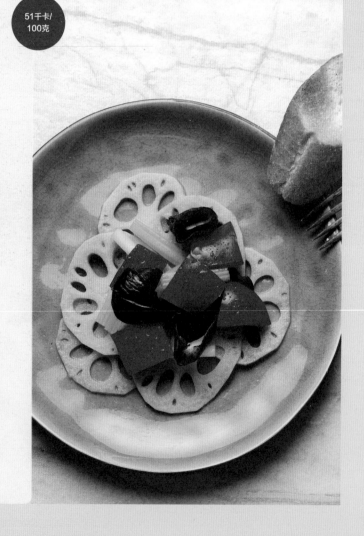

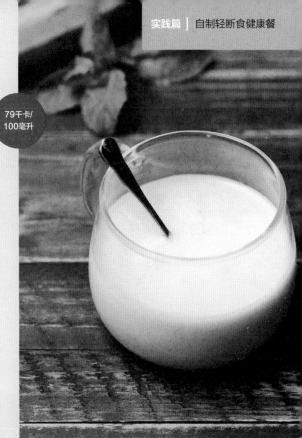

79千卡/
100毫升

香蕉酸奶

本品含有维生素A、维生素C、纤维素、钾、磷等营养成分，可促进肠胃蠕动，有润肠通便、美容养颜的功效。

 材料

香蕉120克，酸奶60克。

做法

1.香蕉取果肉，切小块。

2.取备好的榨汁机，选择搅拌刀座组合，倒入香蕉和酸奶，盖上盖子。

3.选择"榨汁"功能，榨出果汁。

4.断电之后再倒出果汁，冷藏后装入杯中即成。

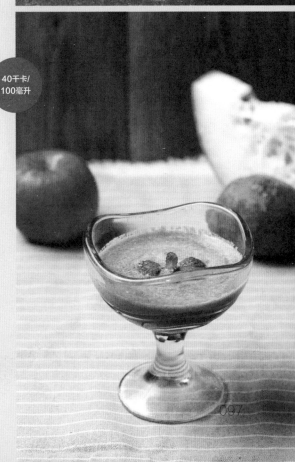

40千卡/
100毫升

紫薯冬瓜苹果汁

本品含有氧化酶、糖分、维生素、纤维素、黄酮类物质等营养成分，能增强机体免疫力。

 材料

冬瓜100克，紫薯40克，苹果60克。

 做法

1.洗净的冬瓜肉切小块；苹果取果肉，改切成小块；洗净去皮的紫薯切小块。

2.取榨汁机，倒入切好的材料，注入适量纯净水，盖好盖子榨汁。

3.最后倒出榨好的蔬果汁，装入杯中即可食用。

套餐二十八

餐　　单	芦笋鸡蛋沙拉	窝窝头	牛蒡丝瓜汤
热　　量	65千卡/100克	117千卡/个	25千卡/100毫升
建议食用量	150克	1个	100毫升

芦笋鸡蛋沙拉

65千卡/100克

本品含有大量的膳食纤维和丰富的硒元素，是很好的抗氧化食物，有营养、美容、减肥、抗衰老的功效。

材料

芦笋10根，鸡蛋1个，黄豆芽20克，醋、橄榄油各少量。

做法

1.芦笋放入烧沸的盐水（6杯水、2小勺盐）中焯30秒，然后泡在凉水里浸凉，沥干备用。

2.鸡蛋煮熟，切块；黄豆芽用清水洗净后，沥干备用。

3.将芦笋和黄豆芽盛入盘中，配上鸡蛋，最后淋上醋和橄榄油即可。

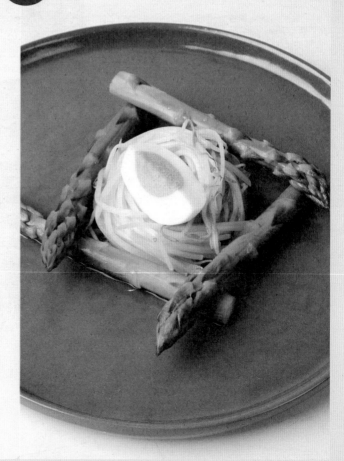

牛蒡丝瓜汤

25千卡/
100毫升

本品具有良好的降血糖、抗衰老和清除自由基的作用。

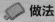 **材料**

牛蒡、丝瓜各100克，姜片、葱花、盐各少许。

做法

1.洗净去皮的牛蒡切滚刀块，洗好去皮的丝瓜切滚刀块，待用。

2.锅中注入适量清水烧热，倒入牛蒡、姜片，搅匀；盖上锅盖，烧开后用小火煮约15分钟至其熟软。

3.揭开锅盖，倒入丝瓜，用大火煮至熟透，加入盐搅匀调味。

4.关火后盛出煮好的汤料，装入碗中，撒上葱花即可。

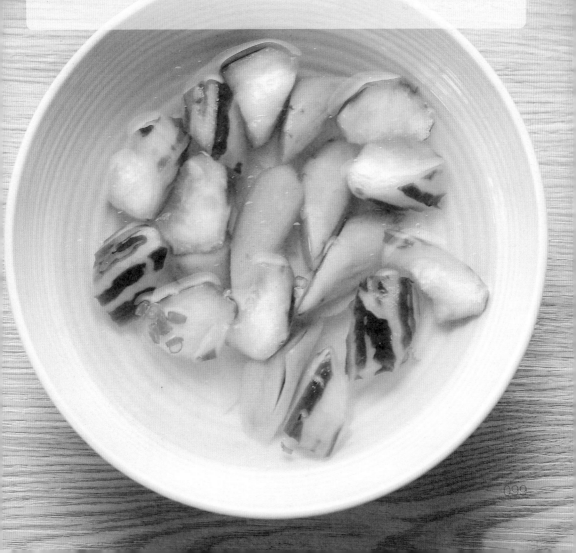

套餐二十九

餐　　　单	小白菜炒黄豆芽	马蹄花菜汤	番茄菠菜汁
热　　　量	33千卡/100克	37千卡/100毫升	15千卡/100毫升
建议食用量	300克	300毫升	200毫升

小白菜炒黄豆芽

33千卡/100克

本品含有丰富的纤维素，具有促进肠道蠕动的功效。

材料

小白菜200克，黄豆芽200克，葱花5克，盐和食用油各少许。

做法

1.将小白菜洗净切段。

2.将黄豆芽洗净，去掉豆皮等杂质。

3.锅内加少许油烧热，加入葱花煸香，放入黄豆芽、小白菜煸炒，炒至将熟，加盐炒匀即可。

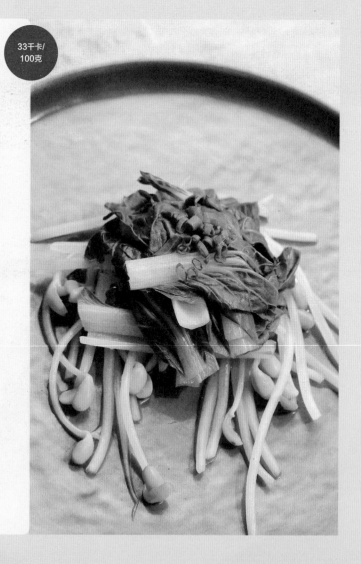

马蹄花菜汤

本品具有清化血管、补充维生素K、美白肌肤的功效。

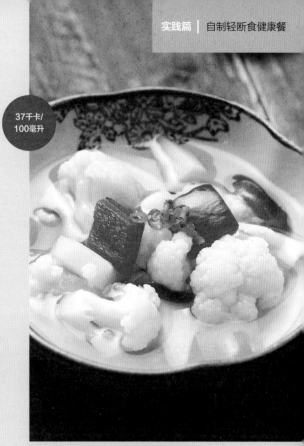

37千卡/100毫升

材料

马蹄120克，鲜香菇、彩椒各50克，花菜200克，葱花、盐、食用油各少许。

做法

1.洗净的马蹄去蒂，切片；洗好的花菜切成小块；洗净的香菇切成片；洗好的彩椒切开，去籽，切成小块。

2.锅中注入适量清水烧开，加入油、盐，倒入切好的食材，搅拌均匀。

3.盖上盖，用中火煮至食材熟透；揭盖，搅匀；关火后盛出煮好的汤料，装入碗中，撒上葱花即可。

番茄菠菜汁

本品含有丰富的维生素，具有美容养颜、延缓衰老的功效。

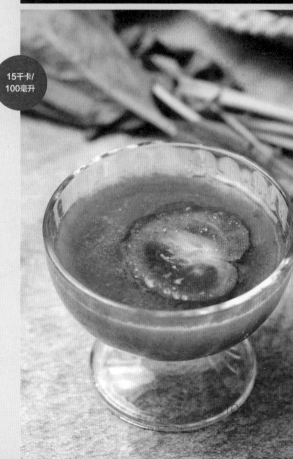

15千卡/100毫升

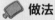材料

菠菜150克，番茄100克，柠檬片30克，盐少许。

做法

1.将洗净的菠菜去除根部，切小段；洗好的番茄切片。

2.取榨汁机，选择搅拌刀座组合，倒入菠菜段，放入柠檬片和番茄片。

3.倒入纯净水，加少许盐，盖上盖子，启动榨汁机榨汁约1分钟，最后倒出榨好的蔬菜汁，装杯即可。

套餐三十

餐　　单	番茄蛋汤	清炒红菜薹	米饭
热　　量	36千卡/100毫升	41千卡/100克	100千卡/1碗
建议食用量	200毫升	200克	1碗

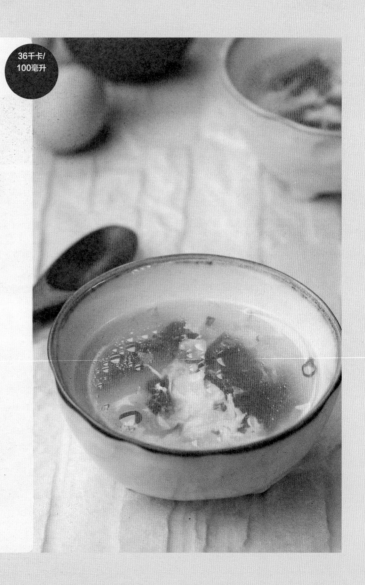

番茄蛋汤

36千卡/
100毫升

本品含有丰富的抗氧化剂，可以防止自由基对皮肤的破坏，具有明显的美容抗皱功效。

材料

番茄120克，鸡蛋液50克，葱花少许，盐适量。

做法

1.将洗净的番茄切成小块，装入碗中，备用。

2.锅中注水烧开，放入番茄块，搅拌均匀；用大火煮约1分钟至食材熟透，加少许盐，拌匀调味。

3.倒入打散拌匀的鸡蛋液，边倒边用勺搅拌；小火略煮片刻，至蛋花成形。

4.关火后盛出煮好的汤料，装入碗中，撒上葱花即可。

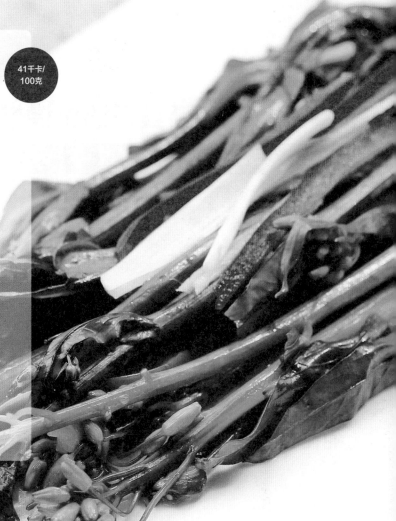

清炒红菜薹

41千卡/ 100克

本品含有大量胡萝卜素和维生素，能帮助身体提高抵抗力，维持人体正常代谢。

材料

红菜薹400克，红辣椒30克，葱5克，姜3克，盐、食用油各适量。

做法

1.将红菜薹洗净切成段；葱、姜洗净切成末，红辣椒洗净切成丝。

2.锅内放入少许油，放入姜末、葱末炒香。

3.加入红菜薹段翻炒，加盐翻炒均匀即可。

非轻断食日的食谱推荐

餐 单 一

早餐 提子方包2片（194千卡）、菊花枸杞瘦肉粥200毫升（136千卡）/荞麦凉面200克（19千卡）

午餐 蒜蓉油麦菜200克（30千卡）、木耳菌菇肉丝汤200毫升（218千卡）、粉皮拌荷包蛋300克（180千卡）、米饭2碗（200千卡）

加餐 草莓酸橙汁200毫升（20千卡）

晚餐 上汤苋菜200克（60千卡）、椒油小白菜200克（120千卡）、番茄玫瑰饮200毫升（62千卡）、窝窝头1个（117千卡）

菊花枸杞瘦肉粥

长食此粥可以清除自由基、增强免疫力、消除疲劳。

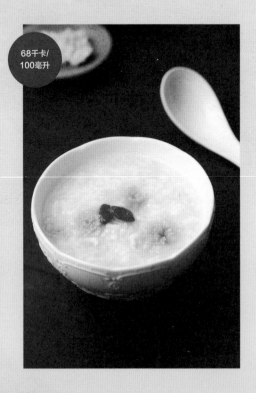

68千卡/100毫升

材料

菊花5克，枸杞10克，猪瘦肉100克，水发大米100克，盐和食用油各少许。

做法

1.处理干净的猪瘦肉切片，装入碗中，放盐、食用油，腌渍10分钟。

2.砂锅中注入适量清水烧开，倒入大米，搅散，加入菊花、枸杞，拌匀，用小火煮30分钟，至米粒熟透，倒入腌好的瘦肉片，拌匀，煮1分钟，至瘦肉片熟透。

3.放入盐拌匀调味，继续搅拌片刻，使食材更入味即可。

荞麦凉面

本品含有丰富的膳食纤维和微量元素，有促进肠道蠕动的功效。

材料

荞麦面条100克，熟牛肉60克，胡萝卜45克，西蓝花40克，黄瓜35克，豆干30克，盐、生抽、食用油各适量。

做法

1.黄瓜、豆干、胡萝卜洗净，切丝；熟牛肉切片；西蓝花洗净切块。

2.锅中注水烧开，放盐、荞麦面条、食用油，煮3分钟至荞麦面条熟透，捞出。

3.用油起锅，倒入所有食材，加水、盐、生抽，翻炒入味盛出，放入装有凉面的盘中即成。

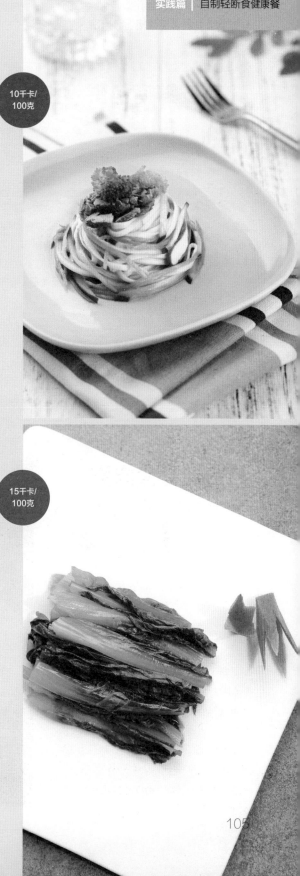

10千卡/100克

蒜蓉油麦菜

本品含大量维生素及钙、铁等营养成分。

材料

油麦菜250克，蒜、盐、食用油各适量。

做法

1.洗净的油麦菜切成2段，蒜切成蒜蓉。

2.锅内倒入少许油，烧至八成热，倒入一些蒜蓉炝锅。

3.出味后下油麦菜，快速翻炒。

4.待油麦菜变软，加水，将剩余的蒜蓉加入，翻炒一下，加盐炒匀即可出锅。

15千卡/100克

105

粉皮拌荷包蛋

60千卡/
100克

本品含有丰富的蛋白质和氨基酸，并且容易被人体吸收。

材料

粉皮150克，黄瓜90克，彩椒10克，鸡蛋1个，蒜末、盐、生抽各少许。

做法

1.黄瓜、彩椒洗净切成细丝。

2.锅中注入适量清水烧开，打入鸡蛋；用中小火煮约5分钟，捞出煮好的荷包蛋；放凉后切成小块，备用。

3.取一个大碗，倒入泡软的粉皮；放入黄瓜丝、彩椒丝，拌匀，撒上蒜末。

4.加入少许盐，淋入适量生抽搅匀。

5.把拌好的食材盛入盘中，放上切好的荷包蛋即成。

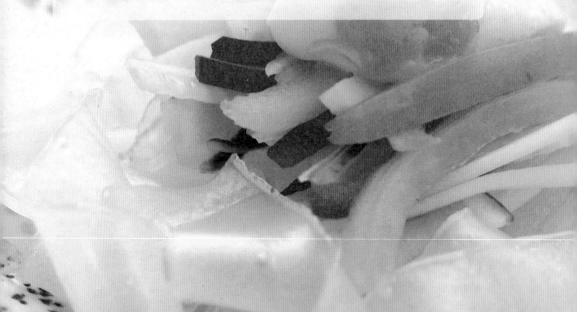

木耳菌菇肉丝汤

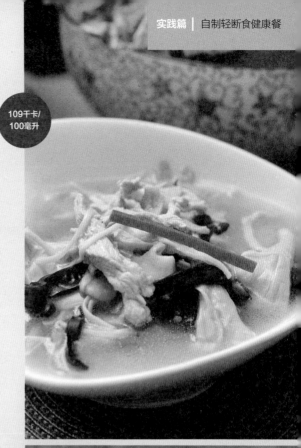

109千卡/100毫升

本品富含多糖胶体，有良好的清理作用，排出身体毒素。

材料

猪瘦肉350克，木耳250克，菌菇100克，盐少许。

做法

1.将菌菇浸软，洗净，剪去菇脚；木耳浸软，洗净，除去蒂部杂质；猪瘦肉洗净，切丝，焯水洗净血水；备用。

2.把全部材料一同放入锅内，加适量清水，大火煮沸后转小火煮1小时，用盐调味即可。

草莓酸橙汁

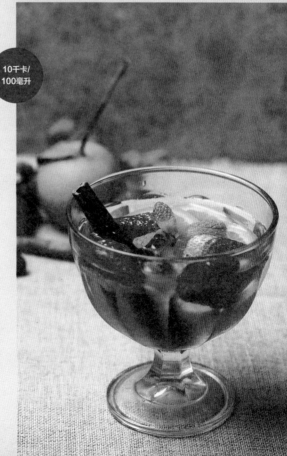

10千卡/100毫升

橙子能清除体内对健康有害的自由基；草莓含有大量的膳食纤维，可以维持肠道健康，排出肠道毒素。

材料

草莓5颗，酸橙1个，肉桂半勺，鲜薄荷叶少许。

做法

1.将所有食材洗净，草莓去蒂，酸橙切成片。

2.将所有食材放入纯净水中，密封好后放入冰箱，放置一晚，第2天即可食用。

上汤苋菜

30千卡/
100毫升

苋菜富含膳食纤维，常食可以减肥轻身，促进肠道排毒，防止便秘，同时可增强体质。

材料

苋菜500克，红辣椒10克，蒜、姜、盐、食用油和高汤各适量。

做法

1.苋菜择洗干净，洗净的红辣椒、姜切丝，蒜拍碎。

2.坐锅点火倒入少量油，待油热后放入姜丝、蒜、红辣椒丝用大火翻炒；放入苋菜翻炒片刻，倒入少许高汤烧开。

3.加入盐调味出锅即可。

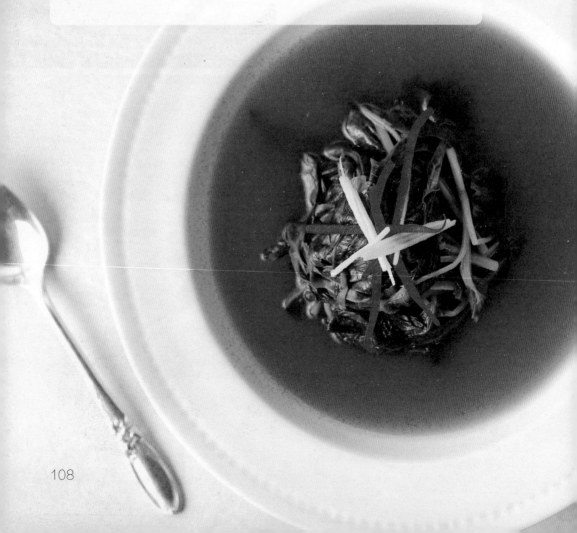

椒油小白菜

本品含有丰富的维生素、核苷酸、烟酸等营养成分。

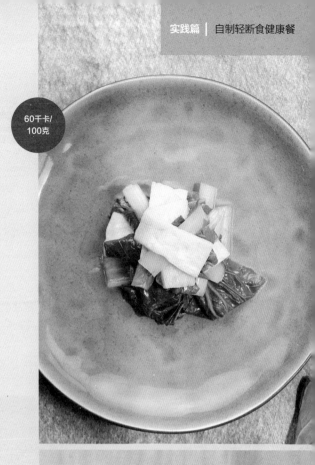

60千卡/100克

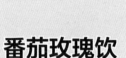 **材料**

小白菜250克，杏鲍菇50克，盐、食用油各适量。

做法

1.小白菜洗净切成段，杏鲍菇洗净切成片。

2.锅中注水烧开，放入盐、食用油、杏鲍菇，拌匀，焯煮片刻，捞出。

3.用油起锅，放入小白菜，炒至变软；加适量清水、盐，炒匀调味，倒入杏鲍菇，拌匀，煮至全部食材熟透。

4.搅拌均匀，关火后盛出即可。

番茄玫瑰饮

本品含有丰富的钙、磷、铁、胡萝卜素，具有使皮肤细滑白皙的作用，还可以延缓衰老。

31千卡/100毫升

材料

番茄100克，黄瓜80克，玫瑰花少许，蜂蜜10克。

做法

1.锅中注水烧开，放入番茄，烫至表皮裂开，捞出浸在凉开水中。

2.放凉的番茄去皮，取果肉切成小块，和切片的黄瓜一起放入榨汁机中榨出汁。

3.将榨好的汁水滤入杯中，加入少许蜂蜜，拌匀，撒上少许玫瑰花即可。

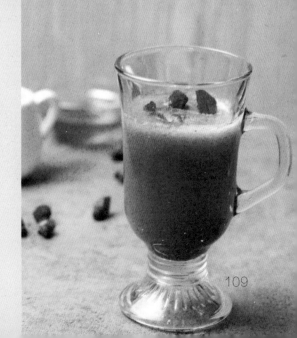

餐 单 二

早餐　菜包1个（60千卡）、紫米豆浆200毫升（106千卡）/梨藕粥200毫升（288千卡）、水煮蛋1个（70千卡）

午餐　素炒西芹200克（40千卡）、姜汁红衫鱼200克（310千卡）、冬瓜香菇鸡汤200毫升（60千卡）、黑米饭1碗（228千卡）

加餐　百合绿茶200毫升（20千卡）

晚餐　什锦蔬菜200克（64千卡）、橙梨果汁200毫升（30千卡）、番茄鸡蛋面300克（426千卡）、上汤娃娃菜200克（32千卡）

紫米豆浆

紫米含有蛋白质、维生素E、钙、磷、钾、铁、锌等营养成分，具有增强免疫力、清除自由基、补铁等功效。

材料
水发紫米50克，水发黄豆80克。

做法

1.把水发紫米倒入豆浆机中，放入泡好的黄豆。

2.注入适量清水，至水位线即可。

3.盖上豆浆机机头，选择"五谷"程序，再选择"启动"键，开始打浆。

4.待豆浆机运转约15分钟（"嘀嘀"声响起）之后，再取下机头，把紫米豆浆盛入备好的碗中即可。

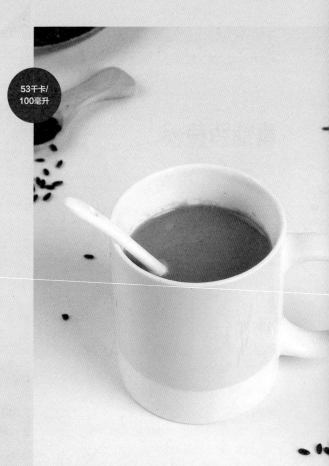

53千卡/100毫升

梨藕粥

本品富含苹果酸、柠檬酸、B族维生素、胡萝卜素等，有滋润皮肤的功效。

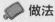材料

水发大米150克，雪梨100克，莲藕95克，水发薏米80克。

做法

1.将洗净去皮的莲藕切成丁，洗好去皮的雪梨切小块，备用。

2.砂锅中注水烧开，倒入水发大米、水发薏米，搅匀，使米粒散开，煮沸后用小火煮约30分钟，至米粒变软。

3.倒入莲藕丁、雪梨块，搅匀，用小火续煮约15分钟，至食材熟透即可食用。

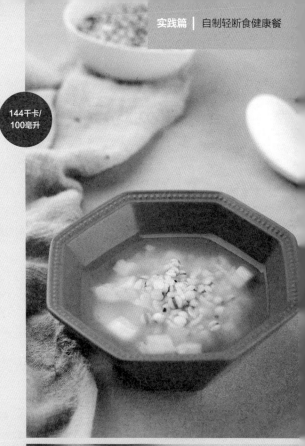

144千卡/100毫升

素炒西芹

西芹富含蛋白质、胡萝卜素、维生素等，有加速肠道蠕动、促进排出身体毒素的功效。

材料

西芹200克，葱花、食用油、盐各适量。

做法

1.把西芹去掉根须，摘去叶片，用水洗净，切成寸段。

2.锅内放油烧热，放葱花炝锅，随即放入西芹，翻炒均匀，加盐，炒拌均匀即可。

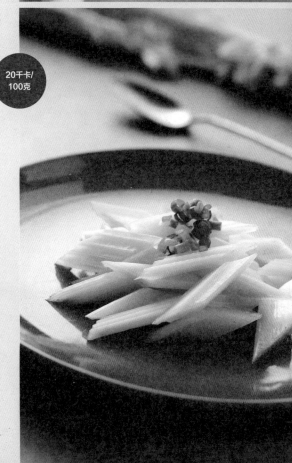

20千卡/100克

冬瓜香菇鸡汤

30千卡/
100毫升

本品含有丰富的蛋白质、维生素和矿质元素，而且热量不高，
有帮助体形健美的作用。

材料

水发香菇30克，冬瓜块80克，鸡肉块50克，瘦肉块40克，高汤适量，盐少许。

做法

1.锅中注入适量清水烧开，倒入鸡肉、瘦肉块，汆去血水。捞出，沥干水分，再过一
次凉水，备用。

2.锅中注入高汤烧开，倒入汆过水的食材，放冬瓜、水发香菇，拌匀。

3.盖上盖，大火烧开后转中火续煮至食材熟软；揭盖，加少许盐调味；关火后盛出煮
好的汤料，待稍微放凉即可食用。

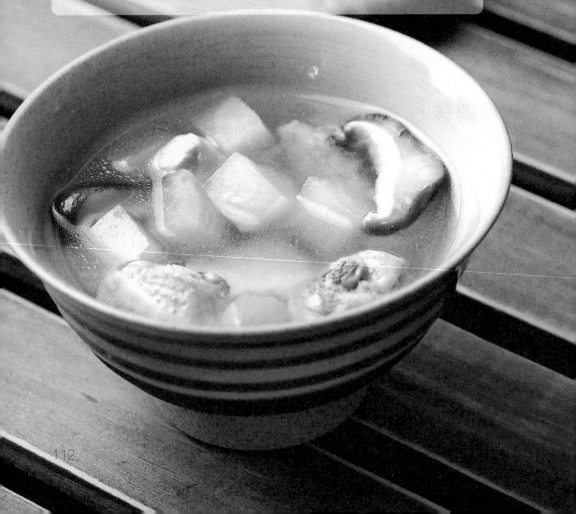

姜汁红衫鱼

本品含有丰富的蛋白质、氨基酸，可以为身体补充所需的营养物质。

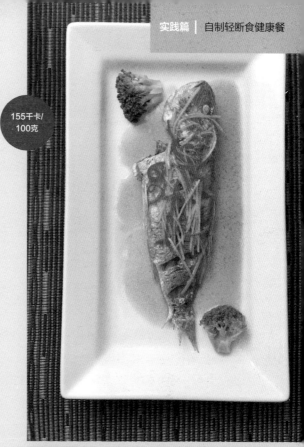

155千卡/100克

材料

红衫鱼200克，西蓝花2朵，姜丝、红椒丝各少许，盐、食用油各适量，生抽1汤匙。

做法

1.红衫鱼去鳞、内脏、鱼鳃，斩去鱼尾，清洗干净后沥干水分，用盐、姜丝涂遍鱼的全身。

2.烧热油锅，把鱼擦干，放入锅里，中火煎至两面金黄。

3.加入1汤匙生抽、清水，煮开后，转中小火煮10分钟，盛出，撒上红椒丝，用西蓝花点缀即可。

百合绿茶

本品含有还原糖、B族维生素、维生素C、淀粉、钙、磷、铁等营养成分，具有清理肠胃、塑形瘦身的功效。

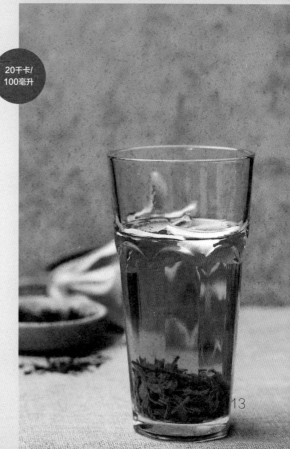

20千卡/100毫升

材料

绿茶叶15克，鲜百合花少许。

做法

1.取一碗清水，倒入绿茶叶，清洗干净，待用。

2.另取一个玻璃杯，倒入洗好的绿茶叶，放入洗净的鲜百合花。

3.注入适量的开水，至七八分满，泡约3分钟即可。

13

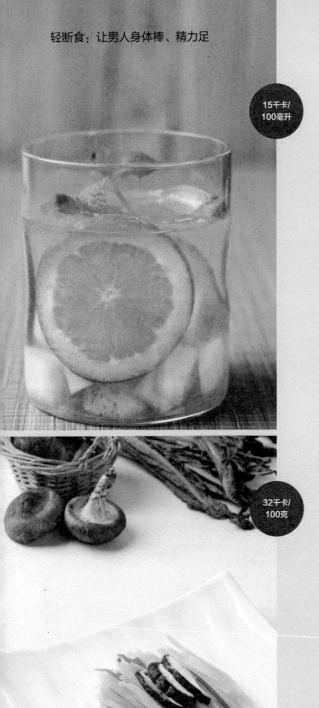

15千卡/
100毫升

橙梨果汁

橙子含有大量的维生素C、维生素P，能清除体内对健康有害的自由基；梨富含膳食纤维，能促进肠胃蠕动，排出肠胃毒素。

材料

冰块1杯，梨1个，橙子1个。

做法

1.梨洗净切块，橙子洗净切片。

2.将切好的食材放入1000毫升纯净水中，加入冰块，密封好后放入冰箱中，放置一晚后第2天即可食用。

32千卡/
100克

什锦蔬菜

本品含有丰富的蛋白质、维生素A、B族维生素、维生素C、钙、磷、铁、钾、镁和膳食纤维等。

材料

青笋100克，胡萝卜30克，香菇20克，盐少许，食用油、调味料各适量。

做法

1.香菇泡软，洗净，切丝状，备用；青笋、胡萝卜均洗净切长丝。

2.将以上蔬菜丝放入同一盛器，加少许盐用筷子拌匀。

3.锅中放入少许油烧热，投入全部材料，加入调味料翻炒至熟，出锅即可食用。

上汤娃娃菜

本品含有丰富的纤维素和微量元素，可以增强身体的抵抗力。

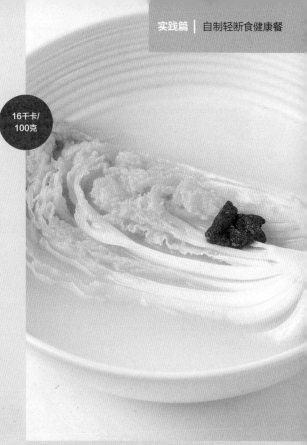

16千卡/100克

材料

娃娃菜250克，枸杞适量，高汤、盐和食用油各少许。

做法

1.将娃娃菜洗净对半切开。

2.锅里加入高汤，将娃娃菜、枸杞煮沸后摆盘待用。

3.锅内放少许食用油，加适量盐，烧热后淋在娃娃菜上即可。

番茄鸡蛋面

本品有延缓衰老、美容护肤、减缓色斑和消食开胃的功效。

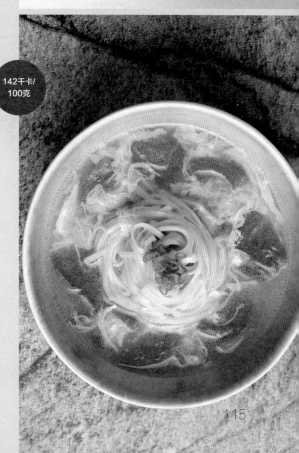

142千卡/100克

材料

番茄150克，鸡蛋1个，挂面100克，盐少许，食用油适量、葱花适量。

做法

1.将番茄洗净，切小块，备用。

2.将少许食用油倒入锅中加热，放入番茄翻炒至熟透出汁。

3.往锅中加水，煮沸，下挂面。

4.面快熟时，再打入鸡蛋，最后加入盐调味，撒上葱花即可。

115

餐单三

早餐 蓝莓猕猴桃奶昔200毫升（112千卡）/酸奶草莓200毫升（104千卡）、菜包1个（60千卡）

午餐 白菜豆腐汤200毫升（72千卡）、蒸三文鱼200克（224千卡）、黄瓜拌玉米笋200克（200千卡）、黑米饭1碗（228千卡）

加餐 西柚水200毫升（24千卡）

晚餐 凉拌豆角200克（100千卡）、丝瓜炒鸡蛋200克（174千卡）、青菜面300克（231千卡）

蓝莓猕猴桃奶昔

56千卡/100毫升

本品含有丰富的维生素，具有可抗氧化、延缓衰老的功效。

 材料

猕猴桃100克，蓝莓80克，低脂酸奶120克。

做法

1.蓝莓洗净，猕猴桃取果肉切小块。

2.取榨汁机，倒入蓝莓、猕猴桃果肉和低脂酸奶，盖好盖子，混合榨汁。

3.倒出榨好的奶昔，装入杯中，冷藏后即可食用。

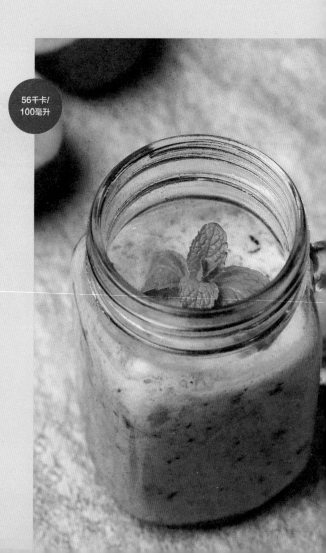

酸奶草莓

本品含有丰富的维生素和矿物质，可促进食物脂肪分解，帮助消化。

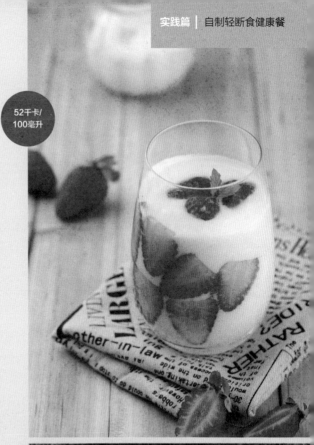

52千卡/100毫升

材料

草莓90克，酸奶100克，蜂蜜适量。

做法

1.将洗净的草莓切去果蒂，再把果肉切开，改切成小块，备用。

2.取一个干净的碗，倒入草莓块，放入备好的酸奶，搅匀；淋上适量蜂蜜，快速搅拌一会儿，至食材入味。

3.再取一个干净的盘子，盛入拌好的食材，摆好盘即成。

白菜豆腐汤

本品富含补充蛋白质和维生素，能帮助消化。

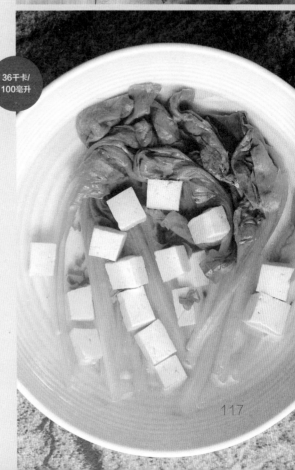

36千卡/100毫升

材料

豆腐260克，小白菜65克，盐、葱花和芝麻油各适量。

做法

1.洗净的小白菜切除根部；洗好的豆腐切片，再切成细条，改切成小丁块；备用。

2.锅中注入适量清水烧开，倒入切好的豆腐、小白菜，拌匀。

3.盖上盖，烧开后用小火煮约15分钟至食材熟软。

4.揭开盖，加入盐、芝麻油，拌匀调味。

5.关火后盛出煮好的豆腐汤，撒上少许葱花即可。

117

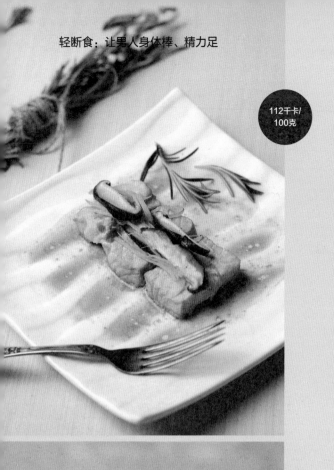

112千卡/
100克

蒸三文鱼

本品含有维生素D，能够提高人体对钙的吸收能力。

 材料

三文鱼100克，香菇20克，姜10克，生抽少许。

做法

1.三文鱼切大块，香菇切片，姜切丝，分别铺在大盘中。

2.上锅蒸6分钟。

3.把蒸三文鱼多出来的汤汁倒出来，加适量生抽，拌匀后淋在三文鱼上即可。

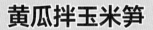

100千卡/
100克

黄瓜拌玉米笋

本品富含维生素，可帮助消化，防止便秘。

 材料

玉米笋200克，黄瓜150克，蒜末、葱花各少许，盐、醋、生抽、食用油各适量。

做法

1.将玉米笋切开，再切成小段；黄瓜对半切开，拍打几下，至瓜肉裂开，切小块。

2.锅中注入清水烧开，放入玉米笋，加盐、食用油，拌匀，大火煮约1分钟，至食材断生后捞出，沥干水分。

3.取一碗，倒入玉米笋、黄瓜块，撒上蒜末、葱花，加入盐，淋入少许醋、生抽，拌匀即可。

西柚水

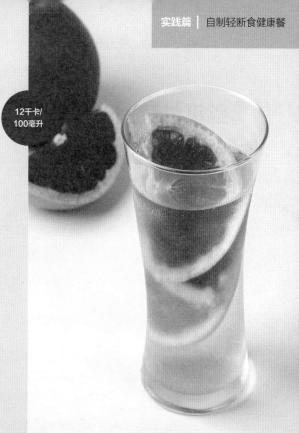

12千卡/100毫升

西柚中含有宝贵的天然维生素P和丰富的维生素C，以及可溶性纤维素。维生素P可以增强皮肤及毛孔的功能，有利于皮肤保健和美容。

 材料

西柚1个。

做法

1.将西柚切小块。

2.将西柚块放入750毫升纯净水中，密封好后放入冰箱中，放置一晚后第2天即可饮用。

凉拌豆角

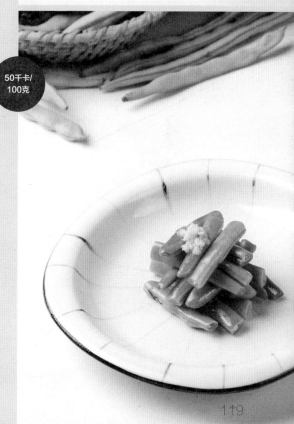

50千卡/100克

本品富含维生素，可帮助消化吸收，有利于防止便秘。

 材料

豆角100克，盐、食用油、蒜末、白醋各少许。

 做法

1.将豆角洗净，切成段。

2.锅内放入清水煮开，倒入少许油和盐。

3.将豆角放进煮开的水中焯熟。

4.捞出沥干水分，摆盘，撒上白醋、蒜末即可。

丝瓜炒鸡蛋

87千卡/
100克

本品能补充蛋白质和维生素，以及具有增强活力的功效。

材料

丝瓜100克，鸡蛋2个，红椒适量，姜末、食用油、盐各少许。

做法

1.锅中注水，水烧开后倒入切好的丝瓜焯水，水再次烧开之后捞出来；红椒切斜片，放在开水中焯一下。

2.将鸡蛋打入碗中，加盐，用筷子充分搅打均匀待用；锅里放油烧热，将鸡蛋放入锅中炒熟盛出待用。

3.锅中留底油，油微热放姜末爆香，倒入焯过水的丝瓜、红椒，加盐翻炒30秒后，加入鸡蛋炒匀即可。

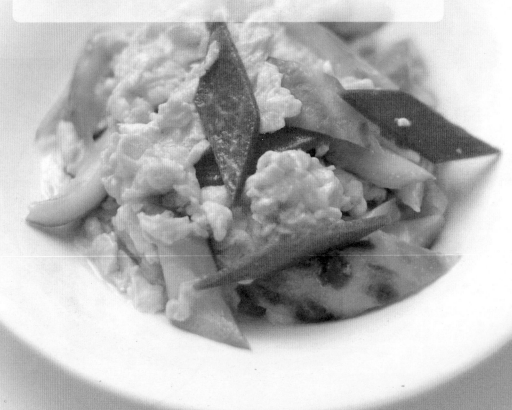

青菜面

77千卡/
100克

本品能补充维生素，增强机体活力，帮助消化。

材料

挂面100克，青菜100克，葱花、盐和食用油各少许。

做法

1.青菜洗净，待用。

2.锅里放入清水烧开，放入挂面，将近熟时放入青菜。

3.放盐和油调味，撒上葱花即可。

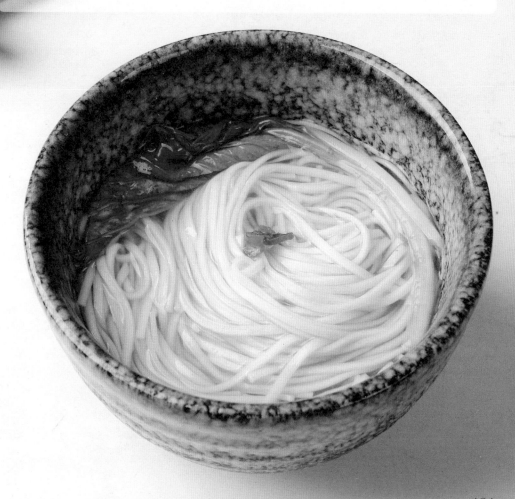

餐单四

早餐 哈密瓜水200毫升（24千卡）/西瓜猕猴桃汁200毫升（40千卡）、小米燕麦荞麦粥200毫升（164千卡）

午餐 彩椒炒蚝肉300克（228千卡）、冬瓜小排骨汤200毫升（166千卡）、蒜蓉地瓜叶200克（156千卡）、米饭1碗（100千卡）

加餐 柠檬草莓水200毫升（20千卡）

晚餐 百合西芹鸡丁300克（234千卡）、蒜苗炒莴笋200克（80千卡）、馒头1个（113千卡）

哈密瓜水

哈密瓜含有钙、磷、铁、维生素等多种营养物质，能有效地促进肠胃蠕动，从而排出肠胃毒素。

材料

哈密瓜1块，鲜薄荷叶5片，柠檬1片。

做法

1.将所有食材洗净，哈密瓜取果肉，切块，柠檬切片。

2.将切好的食材放入1000毫升纯净水中，密封好之后放入冰箱中，放置一晚，点缀上鲜薄荷叶即可食用。

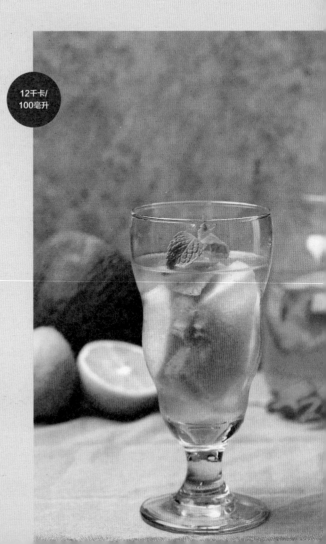

12千卡/100毫升

西瓜猕猴桃汁

本品含有多种微量元素，有降低血脂、软化血管的功效。

 材料

西瓜300克，猕猴桃100克。

做法

1.洗净的猕猴桃去皮，对半切开，去芯，切成小块；洗净去皮的西瓜切成小块。

2.取榨汁机，选择搅拌刀座组合，倒入猕猴桃块，加入切好的西瓜，盖上盖，选择"搅拌"功能，榨取果汁。

3.把榨好的果汁倒入杯中即可。

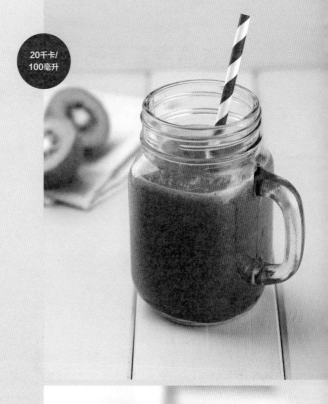

20千卡/100毫升

彩椒炒蚝肉

蚝肉中所含丰富的牛磺酸，有助于肝胆排毒。

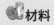 **材料**

蚝肉180克，彩椒40克，姜片、葱段各少许，食用油和盐各适量。

 做法

1.洗好的彩椒切成小块，备用。

2.锅中注入清水烧开，倒入彩椒、蚝肉，搅匀，煮半分钟至其断生，捞出沥干水分，待用。

3.用油起锅，放入姜片、葱段，爆香，倒入蚝肉、彩椒、盐炒匀调味，装入盘中即可。

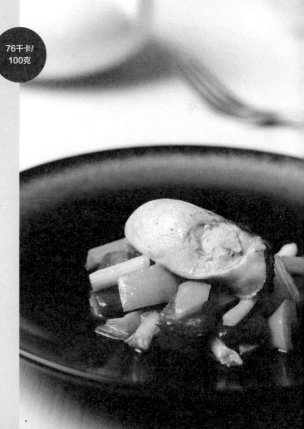

76千卡/100克

小米燕麦荞麦粥

85千卡/
100毫升

本品富含膳食纤维，能够促进肠胃蠕动，有
利于排便。

材料

水发小米70克，水发荞麦80克，玉米碎85克，
燕麦40克。

做法

1.砂锅中注入适量清水，用大火将水烧开，倒
入洗净的水发小米、水发荞麦，放入备好的玉
米碎、燕麦。

2.用勺将材料搅拌均匀，用小火煮30分钟，至
食材熟透，略微搅拌片刻。

3.关火后把煮好的杂粮粥盛出，最后装入碗中
即可。

冬瓜小排骨汤

本品富含补充维生素和蛋白质，能促进肠胃蠕动，帮助消化。

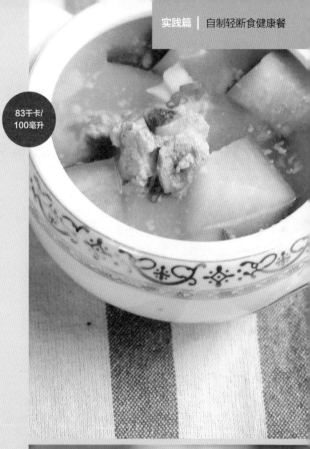

83千卡/100毫升

材料

小排骨150克，冬瓜50克，葱、姜和盐各适量。

做法

1.冬瓜去籽洗净后带皮切块，姜切片，葱切末。

2.将小排骨焯水后洗净。砂锅中加清水、小排骨、姜片煮开，撇去浮沫，中小火炖1小时左右。

3.下冬瓜，冬瓜熟后放盐再煮5分钟，撒上葱末即可。

蒜蓉地瓜叶

本品含有大量的糖、蛋白质、各种维生素与矿物质、胡萝卜素。

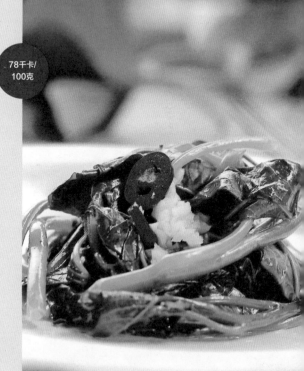

78千卡/100克

材料

地瓜叶100克，红椒圈少许，蒜、食用油、盐各适量。

做法

1.地瓜叶洗净，择掉硬的梗；蒜切末。

2.热锅倒油，爆香蒜末。

3.待蒜末稍微飘出香味，再放入地瓜叶翻炒均匀。

4.加盐调味，盛出，点缀上红椒圈即可。

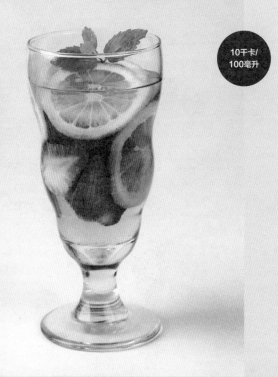

 10千卡/100毫升

柠檬草莓水

草莓含有丰富的膳食纤维、糖类、维生素和微量元素、多酚类等营养元素，其中膳食纤维可以维持肠道健康，排出肠道毒素。

材料

柠檬1个，草莓10颗。

做法

1.将所有食材洗净，草莓去蒂，对开切开；柠檬切成片。

2.将所有食材放入1000毫升纯净水中，密封好后放入冰箱中，放置一晚后第2天即可饮用。

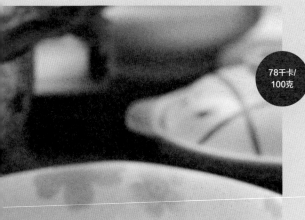

 78千卡/100克

百合西芹鸡丁

百合能安抚情绪，改善神经衰弱。

材料

鲜百合30克，西芹50克，鸡丁100克，红椒、食用油和盐各少许。

做法

1.鸡丁切块；西芹去皮切成3~5厘米长的小段；百合择成小瓣，洗净；红椒切片。

2.中火起油锅，倒入鸡丁翻炒，鸡丁变色后，倒入百合、西芹段、红椒片，再继续翻炒。

3.约1分钟后，调入盐，翻炒均匀，即可。

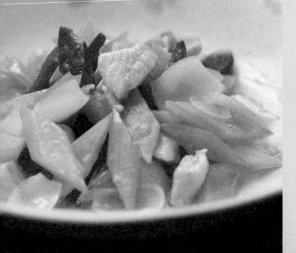

蒜苗炒莴笋

40千卡/
100克

本品能补充维生素和氨基酸，增强人体免疫力。

材料

蒜苗、彩椒各50克，莴笋180克，食用油和盐各少许。

做法

1.将洗净的蒜苗切成段，洗净的彩椒切成丝，洗净的莴笋切成条。

2.锅中注入清水烧开，放入适量食用油、盐，倒入莴笋条，煮至断生，捞出。

3.用油起锅，放入蒜苗段，炒香，倒入莴笋条、彩椒丝，翻炒片刻。

4.加入盐，炒匀调味即可。

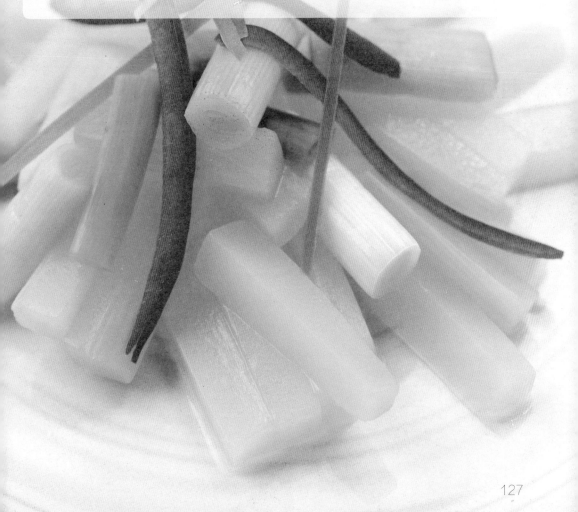

餐单五

早餐　西瓜水200毫升（20千卡）/板栗燕麦豆浆200毫升（80千卡）、玉米红薯粥200毫升（170千卡）

午餐　香菇鱿鱼汤200毫升（150千卡）、肉末丝瓜200克（130千卡）/蒜香荷兰豆200克（76千卡）、金针菇炒猪肚300克（279千卡）、糙米饭1碗（147千卡）

加餐　热带风情清爽水200毫升（26千卡）

晚餐　包菜炒猪心200克（136千卡）、鸡胸肉黄瓜沙拉200克（130千卡）、清炒丝瓜200克（44千卡）、馒头1个（113千卡）

西瓜水

西瓜含有大量葡萄糖、苹果酸、果糖、精氨酸、番茄素及丰富的维生素C等物质，可以帮助排出体内多余的水分，排出肾脏毒素。

材料

西瓜1块，鲜薄荷叶少许。

做法

1.将西瓜洗净，取果肉，切成块。

2.将切好的西瓜放入1000毫升纯净水中，密封好之后放入冰箱中，再放置一晚，点缀上薄荷叶即可食用。

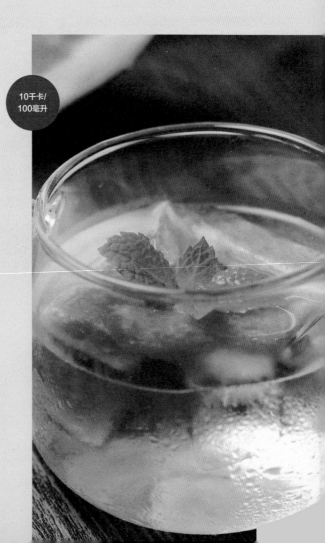

10千卡/100毫升

板栗燕麦豆浆

板栗补肾，长吃有助于肾脏排毒。

40千卡/100毫升

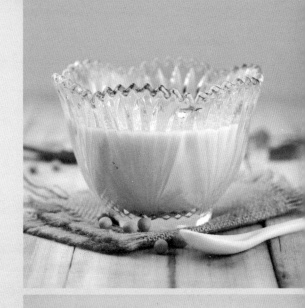

材料

水发黄豆50克，板栗肉20克，水发燕麦30克。

做法

1.板栗肉洗净，切小块；把已浸泡8小时的水发黄豆倒入碗中，放入水发燕麦、适量清水，搓洗干净。

2.把洗净的食材沥干水分，再倒入豆浆机中，加入板栗块、适量清水，启动豆浆机，榨成豆浆。

3.把榨好的豆浆滤去豆渣，最后倒入碗中即可。

玉米红薯粥

本品含有丰富的钾元素，有利于保持血液的酸碱平衡。

85千卡/100毫升

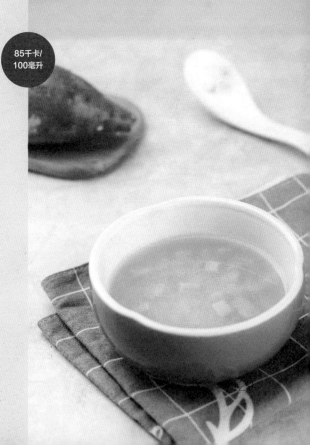

材料

玉米碎120克，红薯80克。

做法

1.将洗净去皮的红薯切块，再切成条，改切成粒，备用。

2.砂锅中注入适量清水烧开，倒入玉米碎，加入切好的红薯，搅拌匀，用小火煮20分钟至食材熟透。

3.揭开盖，搅拌均匀，关火后将煮好的粥盛出，装入碗中即可。

肉末丝瓜

65千卡/
100克

本品富含维生素和蛋白质，能增强机体活力。

材料

肉末80克，丝瓜150克，食用油、盐、生抽各适量，香菇丁、香葱丁、葱花各少许。

做法

1.丝瓜洗净去皮，切段，对半剖开。

2.起油锅，倒入肉末炒至变色，放入香菇丁和香葱丁继续翻炒；再放入盐和生抽，制成酱料，装碗备用。

3.取蒸盘，摆好丝瓜段，放上酱料，铺匀；蒸锅上火烧开，放入蒸盘，大火蒸至熟透，取出撒上葱花即可。

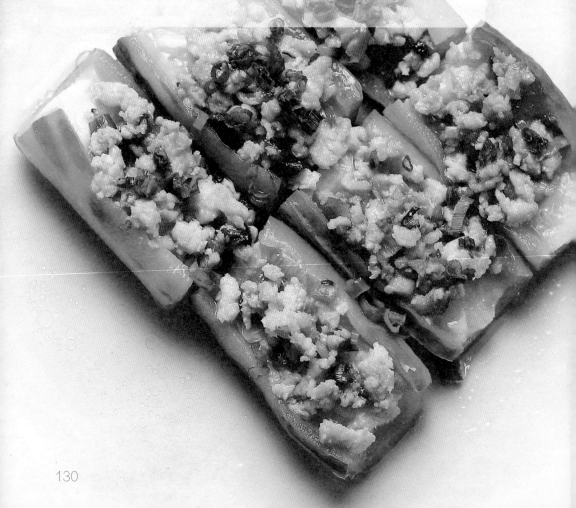

香菇鱿鱼汤

本品含有多肽、硒等营养物质，具有抗病毒的功效。

75千卡/100毫升

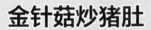 材料

水发香菇50克，水发鱿鱼100克，虾仁、肉末各20克，冬笋片30克，盐和麻油各少许。

 做法

1.先将水发鱿鱼洗净切块，放在开水中焯一下，捞起沥干。

2.香菇去蒂，洗净切片；热油锅中加肉末、冬笋片、香菇片煸炒。

3.加清水、虾仁、盐，煮开后放鱿鱼片，淋上麻油即成。

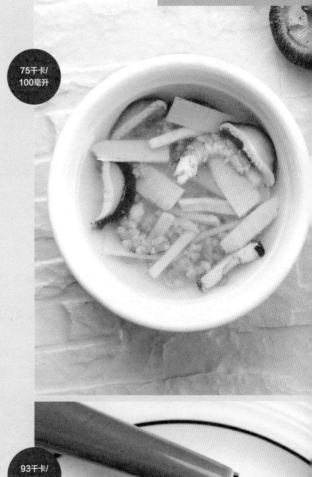

金针菇炒猪肚

猪肚含有蛋白质、脂肪、糖类、维生素及钙、磷、铁等，具有健脾胃的功效。

93千卡/100克

材料

猪肚150克，金针菇100克，盐、食用油、生抽各适量。

做法

1.金针菇洗净切去根部，撕散。

2.锅中注入清水烧开，倒入猪肚，加盐、生抽，煮沸后用小火煮约30分钟至熟透，捞出猪肚并切丝，装碗备用。

3.起油锅，放入金针菇、猪肚丝，炒至熟软，加入盐、生抽，炒至入味，盛出装盘。

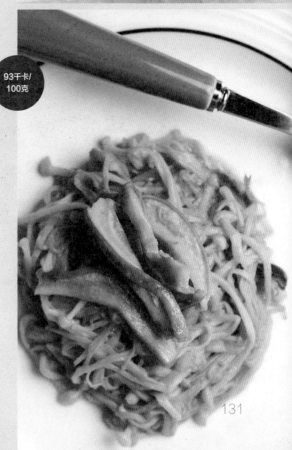

131

蒜香荷兰豆

38千卡/100克

本品可以祛除脸部黑斑，美容养颜。

材料

荷兰豆150克，胡萝卜40克，蒜末少许，盐、食用油各适量。

做法

1.胡萝卜去皮，切成片；锅中注入清水烧开，加入食用油、胡萝卜、盐，煮至断生；放入荷兰豆，略煮片刻，捞出，待用。

2.用油起锅，放入蒜末、焯过水的荷兰豆、胡萝卜、盐翻炒均匀。

3.关火后盛出炒好的菜肴即可。

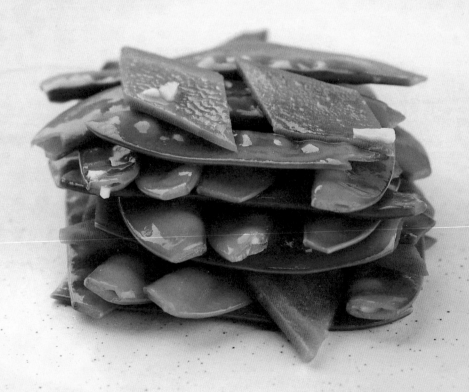

热带风情清爽水

菠萝中含有大量的蛋白酶和膳食纤维有助于肠胃消化，促进肠胃蠕动，排出肠胃毒素。

13千卡/
100毫升

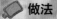 **材料**

冰块2杯，橙子1个，菠萝半个。

做法

1.将所有食材洗净，菠萝、橙子切片。

2.将切好的食材放入1000毫升纯净水中，加入冰块，密封好后放入冰箱中，再放置一晚之后第2天即可食用。

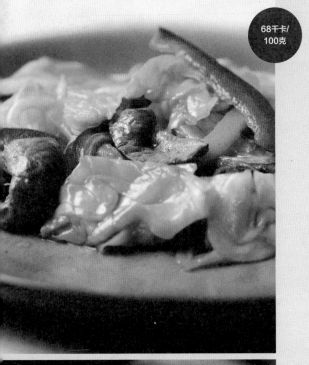

68千卡/
100克

包菜炒猪心

包菜可以补充丰富的维生素，能够增强
免疫力。

材料

猪心200克，包菜200克，彩椒50克，蒜
片、姜片、盐、食用油各少许。

做法

1.彩椒洗净切成丝； 包菜洗净撕成小
块；猪心洗净切成片，加入盐拌匀，腌渍
10分钟。

2.锅中注水烧开，加盐、食用油，放入包
菜块，煮至七八成熟捞出；再把猪心片倒
入沸水锅中氽至变色，捞出。

3.起油锅，爆香姜片、蒜片，倒入包菜、
猪心片、彩椒丝、盐炒匀即可。

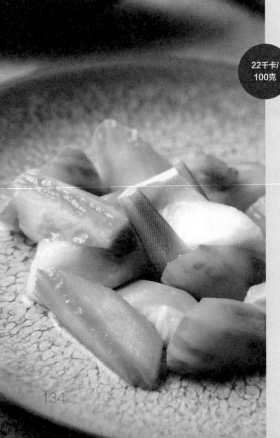

22千卡/
100克

清炒丝瓜

本品富含维生素，能促进肠道蠕动，帮
助清理肠胃。

材料

丝瓜100克，食用油、盐、葱各适量。

做法

1.把丝瓜洗净去皮，切成滚刀块。

2.葱洗净切段备用。

3.锅烧热，放油，放入切好的丝瓜、葱
段，翻炒，放盐拌匀，盛出装盘即可。

鸡胸肉黄瓜沙拉

65千卡/
100克

本品能补充维生素和蛋白质，促进身体健康。

 材料

鸡胸肉100克，圆生菜50克，黄瓜60克，大蒜1瓣，醋、橄榄油、盐各适量。

做法

1.锅中放入清水、盐、大蒜，水沸后放入鸡胸肉，开中大火，煮沸后继续煮15分钟，捞出鸡胸肉。

2.煮熟的鸡胸肉沥干后顺着纹路撕成条；圆生菜洗净后撕成适当大小，沥干备用；黄瓜切成5厘米长的段，再切成细丝。将所有食材放入盘中，加入醋、橄榄油、盐拌匀即可。

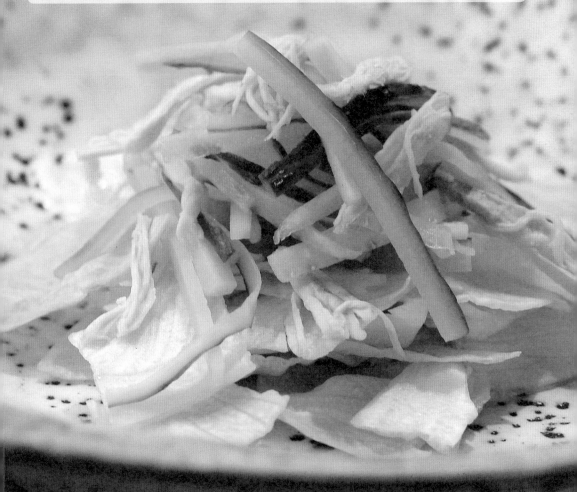

Part 4

问 题 篇

PROBLEM ARTICLES

轻断食疑难解答

Light Fasting
Troubleshooting

对于轻断食这个新兴起的概念，

或许很多人对它还不甚了解，

更有相当多的一部分人在遇见本书时可能还是初次接触轻断食。

所以，他们一定心里充满疑惑，

有很多困惑想问个明白。

本章将轻断食的常见疑问归纳集中，

并给出科学的解答，帮助大家排忧解惑，

做个明明白白的轻断食者。

疑惑解答

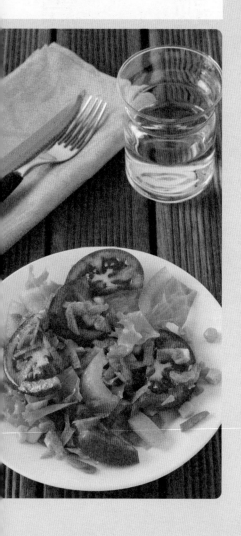

Q——**什么时候开始轻断食最好？**

A： 轻断食的具体开始时间没有严格要求，只要根据自身的生活习惯，选择适合自己的开始时间即可。多数人一般选择星期一开始，这或许是在心理上及现实上，星期一最容易办到，可以在崭新一周的开端上紧发条。通常星期六和星期日是断食者避开的开始时间，否则在休息之日，一家人共进午餐，或是赴晚宴约会、聚会，要缩减热量摄入就变成苦差事了。

记住在寻找适合自己的断食时间时，不要被通用的铁律束缚，每个人的生活习惯不同，不必用别人的规律来限制自己。一旦找到适合自己的断食时间，就要尽量建立固定的模式了，假以时日，你会习惯断食的作息。断食期间你可以依据生活及身体的转变调整你的断食计划，但不可取消或变动断食日。

Q——**如何战胜饥饿感？**

A： 在身体状况健康的情况下，大家不用担心断食期间出现的饥饿感，这是因为身体天生可以应付长时间不进食，即使因长期大吃大喝将这项挨饿技能丧失了，也不会有大碍。研究发现，现代人往往将许多种类的情绪误认为饥饿，无聊时吃，口渴时吃，看到食物也吃，有

"Q&A"

伴儿的时候吃，或单纯因为到了吃饭时间而吃。这些受到外来刺激而想要进食的行为，绝大部分是后天学会的反应，你绝对有能力克服饥饿感，只要意志坚定，转移注意力，要不了多久，大脑就能重新设定完毕，将饥饿感取消掉。

Q——轻断食相对于剥夺式饮食的优势？

A：轻断食不同于剥夺式饮食，它不必为了减肥不反弹而没完没了的断食。在这种断食法中，明天永远不一样，或许早餐可以吃松饼，或跟朋友共进午餐，晚餐配红酒、苹果派加冰激凌。这种断断续续的饮食方式更容易执行、延续。虽然断食日摄取的热量是平时的1/4，但非断食日里就可以大快朵颐，因此轻断食不会让人觉得生活被严重剥削了。曾经尝试长期节食减肥的人都知道，因为被剥夺饮食乐趣而无法坚持，这正是传统减肥法失败的原因。

Q——轻断食相对于剥夺式饮食的优势？轻断食几天后，轮到我上晚班，是否继续轻断食呢？

A：如果你上晚班，由于你的生物钟被打乱，你要比上正常班的人做更多的规划和努力，以更严格的纪律来约束自己。但是，你依然可以轻断食排毒，建议你在晚上吃轻断食的食物，下班时再吃一点早餐。此外，你可以每天花上几分钟做一些简单的运动，如散步、伸展运动；你还可以找几个志同道合的轻断食朋友，与他们分享排毒的心得和体会。

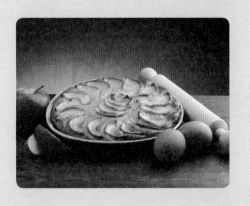

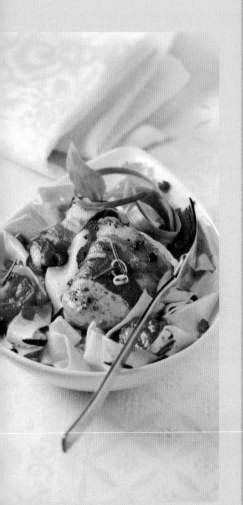

Q——断食日一定要是24小时吗？

A: 24小时是务实、统一、没有模糊空间的规划，能让轻断食更有胜算。话虽如此，24小时只是规划断食最容易的做法。24小时本身没有出奇之处，只是这个时间段能帮助大家省下麻烦，将断食计划贯彻到底。同时断食者要不断提醒自己：其实有近1/3的断食日时间我们都是在睡梦中度过的。

Q——我可以通过断食减轻多少体重？

A: 主要看你的新陈代谢，个人体质，开始断食时的体重，日常的活动量，断食的效率以及你是否严格执行断食。第一周体重的下降，大部分是来自水分的丢失。按照简单的生热学理论（摄取的热量低于消耗的热量时，体重就会下降），每周摄取不足的热量，一段时间后，体重就会下降。需要注意的是：体重不要减得太急促，也不要以急速减肥为目的。

"Q&A"

Q——哪些食物是低GI食物？

A： 低升糖指数（GI）的食物，有助于血糖浓度维持平稳，协助你顺利度过低热量的一天。毫无疑问，蔬菜和豆类是断食日理想的食物选择，它们既营养丰富，又能填饱肚子，热量相对来说较低，还可以让血糖保持适当浓度。

选择了断食日的食物后，可以上网查询食物GI指数。美国糖尿病协会网站上"升糖指数与糖尿病"页面提供了绝佳的指南。例如，淀粉类的主食值得小心对待。在断食日，避开这些淀粉类的主食，改成用大量的青菜填满你的食谱。

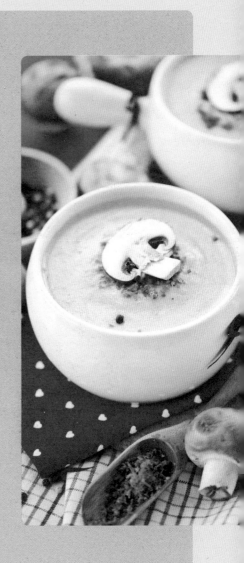

Q——轻断食与节食相比较存在哪些优势呢？

A： 轻断食是一种健康、合理、有效的方法，提倡低盐、低油、低热量、营养均衡的饮食方式，通过降低热量的摄取，给身体充足的时间和空间进行修复排毒，注重各种营养物质的补充，不是什么都不吃，只是告诉你怎么正确地吃，不会出现营养不良。而节食要求人们在一段时间里只吃蔬菜、水果，肉类、谷类等都不吃，不仅容易缺乏营养，还易反弹。

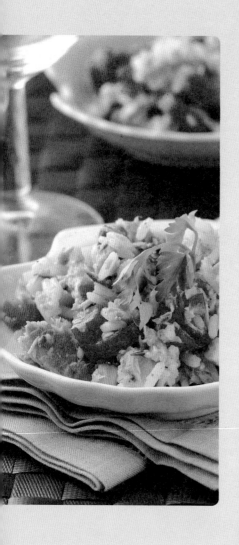

Q——蔬菜生吃好还是熟吃好?

A：蔬菜是生吃好还是熟吃好并没有定论。烹调会破坏维生素、矿物质、酶类，但也能软化纤维素，让身体更容易吸收营养素。烹调其实能提高番茄的强效抗氧化茄红素的吸收率。同时，水煮或蒸熟的胡萝卜、菠菜、菌菇、芦笋、卷心菜、青椒等蔬菜会比生吃吸收到更多的抗氧化物。烹煮蔬菜的缺点是会破坏维生素C。我们的建议是：多吃蔬菜，生熟搭配，按食材生熟口感、自身需求进行选择。

Q——不断食的5天就可以随心所欲地吃吗?

A：答案是肯定的，尽管似乎违反直觉，但非断食日真的没有禁止的饮食，全部不设限。在一周5天不限制热量的日子里，我们都随性饮食，例如炸鱼配薯条、烤土豆、饼干、蛋糕。现代科学研究确实发现，在"解脱日"吃意大利面、披萨、炸薯条的志愿者，照样减轻了体重。尽管如此，但不要试图弥补断食日而拼命大吃，像参加大胃王比赛的参赛者一样狂吃。

"Q&A"

Q——早餐和晚餐哪个更重要？

A： 断食日的早餐和晚餐都非常重要。早餐关系着上午的活动能量，也关系着一日的饥饱，俗话说"早饭饱，一日饱"。然而，有些断食者发现自己需要吃早餐，有的人则情愿晚一点再吃。请自己做主，不论你选择什么模式，日后都可能有所调整。

现代营养学提倡"每天吃30种食品"，与量相比，应更注重质。因此，轻断食者也要注重晚餐的质量。主食上，适量的碳水化合物，有发挥镇静安神的作用，对助眠有益。建议轻断食者可用燕麦或糙米代替白米，用黑面包代替白面包等。肉类上，适量补充蛋白质，建议轻断食者选择鱼、禽肉及豆制品，代替脂肪含量高的肉类摄入。虽然晚餐要吃得清淡，但不是不能吃肉，还可适当吃些肌纤维短、好消化的海产品，如深海鱼、海虾等。蔬果上，多吃一些含软、细纤维的蔬果，如冬瓜、番茄、草莓、蓝莓、西瓜等，少进食那些含有粗、硬纤维的蔬果，如芹菜、竹笋等。

Q——我能喝酒吗？

A： 断食日务必不要摄取酒精，酒精类饮品虽然香甜味美，但却能带给你更多热量。一杯白酒约有120千卡热量，350毫升的啤酒有153千卡热量。断食日是减少每周饮酒量却不会觉得辛苦的大好时机，就当作你每星期戒酒2天吧，况且坚持2天并且不难达成。

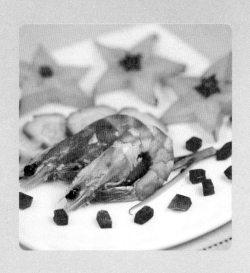

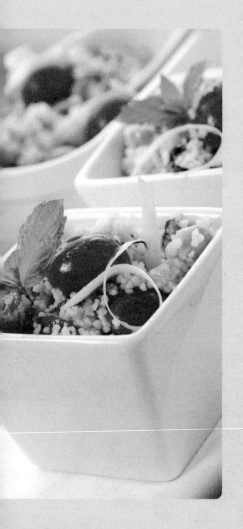

Q——断食期间可以补充营养品吗？

A：轻断食是一种间歇式断食的方式，并非剥夺饮食，因此长期下来，从各种食物摄取的营养应该会保持稳定，足以供应身体需要的全部维生素和矿物质。如果你听从建议，断食日的饮食以蛋白质及蔬果为主，便能从中得到所需的养分，用不着瓶装昂贵的综合维生素药丸。但是，务必慎选断食日的饮食，确保在一周之中摄取了适量的B族维生素、omega-3脂肪酸、钙、铁。但是，如果专业的营养师建议你服用某一种营养补充品，断食日就应该继续服用。

Q——断食日可以运动吗？

A：答案是肯定的，为了保持身体的灵活度，断食日没有理由改变日常的活动模式。研究显示，即使是更严厉的三日断食，不论进行短时间的激烈运动，或长时间的中等强度运动，照样不会影响运动成绩。运动员偶尔断食时，表现丝毫不逊色。事实上，在断食状态下接受训练，可以提升你的基础代谢能力，也就是长期来说，能提升你的表现，还能够改善肌蛋白合成，促进运动之后进食的合成反应。

"Q&A"

Q——哪些人不能进行轻断食?

A: 对于身体患有某些疾病的人,如贫血、低血压、心脏病患者,建议不要轻易轻断食。经常贫血者如果进行轻断食,能量供给不充足,容易加重贫血的程度;低血压患者在轻断食那2天可能会头昏眼花,甚至晕厥;轻断食虽然可以在一定程度上降低心脏病的风险,但心脏病患者最好不要尝试轻断食,以免造成严重的后果。孕妇、哺乳期女性也不适合轻断食的饮食方式,相反这类人群应充分保证各种营养的供给。如果你在病后恢复期,也不宜进行轻断食,最好等身体复原后,再根据实际情况考虑是否进行轻断食。重体力劳动者,如搬运工、农民等,如果实行轻断食,那么意味着每顿要少吃很多,这样体力肯定跟不上高强度的活动,容易造成晕眩。

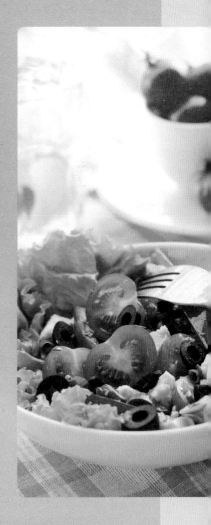

Q——我很想要加快断食效果,可以一周断食3天吗?

A: 芝加哥伊利诺斯大学研究团队的实验提出了有力的科学证据,证实做法比较严苛的间歇式断食具有健康效益。他们进行过不少控制严格的研究,让志愿者隔日断食。这种间歇式断食是每隔一天就限制热量摄取一次,女性的额度是500千卡,男性是600千卡。参与这些实验的志愿者大部分都减轻很多体重,减掉的主要是脂肪,有些健康指标也出现显著的改善,包括胆固醇。

"Q&A"

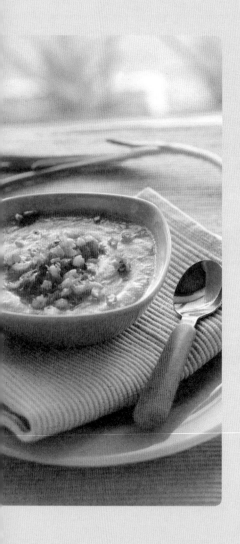

Q——素食者如何进行轻断食？

A：素食者在轻断食那2天，要适量摄取蛋白质和低脂乳制品，如植物蛋白粉、素肉、脱脂牛奶等，这样才不会饥肠挂肚；维生素D、维生素B$_{12}$、锌等营养元素要保证充足，这样才不至于营养不良。对于素食者，掌握好以下五大要点，对自身营养均衡、保证能量的摄入非常有帮助。

①每天一袋牛奶：主要目的是补钙，乳糖不耐者和严格素食者也可以喝豆浆来代替。

②每天摄取50~150克淀粉类食物：这相当于100~200克主食，不同体质的人，这个数值可适当调整。

③每天摄入足够的高蛋白食物：蛋白质是人类生命活动中最重要的物质基础，参与组成人体各种组织和器官，一天摄入100克豆腐或者25克黄豆即可。

④每天保证摄入200克蔬菜和100克水果：新鲜的蔬菜（每日摄入3种）和水果（每日摄入2种）能为身体补充丰富的维生素和纤维素，能起到预防癌症的作用。

⑤有粗有细、不甜不咸、三四五顿、七八分饱：粗、细粮搭配，一周吃三四次粗粮；少吃盐、少吃糖；在控制总量的基础上，每天吃三顿，可适当加餐一至两顿，少量多餐。

附录
常见食物热量表

五谷类								
食品名称	单位	热量	食品名称	单位	热量	食品名称	单位	热量
大麦	100克	354千卡	花卷	100克	217千卡	家乐氏杂锦果麦	100克	383千卡
小米	100克	358千卡	即食脆香米	100克	396千卡	提子包	100克	274千卡
小麦	100克	352千卡	鸡蛋面包	100克	287千卡	甜面包	1个(60克)	210千卡
小麦餐包	100克	273千卡	金黄粟米	100克	365千卡	椰丝面包圈	100克	320千卡
牛奶麦片	100克	67千卡	法式面包	100克	277千卡	黑麦	100克	335千卡
牛油面包	100克	329千卡	油条	100克	386千卡	黑麦面包	100克	259千卡
玉米罐头	100克	60千卡	荞麦	100克	343千卡	裸麦粗面包	100克	250千卡
白方包	100克	290千卡	桂格燕麦方脆	100克	386千卡	鲜玉米	100克	106千卡
白饭	100克	130千卡	高粱	100克	339千卡	馒头	100克	231千卡
白面包	100克	267千卡	高粱米	100克	351千卡	燕麦	100克	389千卡
白糯米饭	100克	97千卡	家乐氏卜卜米	100克	377千卡	燕麦片	100克	367千卡
西米	100克	358千卡	家乐氏玉米片	100克	365千卡	薏米	100克	357千卡
全麦面包	100克	305千卡	家乐氏可可片	100克	388千卡	糙米饭	100克	111千卡
多种谷物面包	100克	250千卡	家乐氏全麦维	100克	264千卡			
麦方包	100克	270千卡	家乐氏香甜玉米片	100克	383千卡			

蔬菜类								
食品名称	单位	热量	食品名称	单位	热量	食品名称	单位	热量
大芥菜	100克	47千卡	芋头	100克	94千卡	荷兰豆	100克	32千卡
大蒜	100克	40千卡	番茄	100克	14千卡	海带	100克	36千卡
马蹄	100克	68千卡	西芹	100克	5千卡	空心菜	100克	20千卡
水煮甘笋	1条(72克)	31千卡	胡萝卜	100克	60千卡	菜心	100克	20千卡
水煮白菜	1碗(170克)	20千卡	芽菜	100克	20千卡	菠菜	100克	19千卡
水煮西蓝花	1碗(156克)	44千卡	苋菜	100克	40千卡	葱	100克	47千卡
水煮青豆	1碗(196克)	231千卡	豆苗	100克	40千卡	熟红豆	1碗(256克)	208千卡
水煮椰菜	1碗(150克)	32千卡	黄瓜	100克	12千卡	熟豆腐	1块(112克)	85千卡
水煮红薯	1个(151克)	160千卡	青萝卜(熟)	100克	23千卡	熟豆腐泡	6个(100克)	316千卡
生菜	1碗(56克)	10千卡	青椒	100克	14千卡	熟眉豆	1碗(171克)	198千卡
白萝卜(熟)	100克	20千卡	苦瓜	100克	12千卡	熟黄豆	1碗(172克)	298千卡
白菜	100克	17千卡	茄子	100克	26千卡	芦笋	100克	15千卡
冬瓜	100克	40千卡	洋葱	100克	35千卡			
丝瓜	100克	17千卡	莲藕	100克	52千卡			

水果类								
食品名称	单位	热量	食品名称	单位	热量	食品名称	单位	热量
干枣	100克	287千卡	牛油果	100克	161千卡	樱桃	100克	46千卡
大树菠萝	100克	94千卡	石榴	100克	63千卡	杏	100克	48千卡
山楂	100克	95千卡	桂圆干	100克	286千卡	杏脯干	100克	238千卡
无花果	100克	74千卡	芒果	100克	65千卡	李子	100克	55千卡
无花果干	100克	255千卡	西瓜	100克	25千卡	杨桃	100克	29千卡
无核葡萄干	100克	300千卡	西梅干	100克	239千卡	杨梅	100克	28千卡
木瓜	100克	39千卡	橙子	100克	47千卡	青柠	100克	30千卡

续表

水果类

食品名称	单位	热量	食品名称	单位	热量	食品名称	单位	热量
苹果	100克	52千卡	香蕉	100克	92千卡	蓝莓	100克	56千卡
枇杷	100克	39千卡	桃	100克	43千卡	榴梿	100克	147千卡
猕猴桃	100克	61千卡	糖水桃罐头	100克	58千卡	龙眼	100克	70千卡
金橘	100克	63千卡	海棠果	100克	73千卡	鲜枣	100克	122千卡
油柑子	100克	38千卡	接骨木果	100克	73千卡	鲜荔枝	100克	70千卡
草莓	100克	30千卡	黄皮	100克	31千卡	蜜枣	100克	321千卡
荔枝	100克	66千卡	菠萝	100克	41千卡	蜜饯杏脯	100克	329千卡
柑	100克	51千卡	雪梨	100克	73千卡	蜜柑	100克	44千卡
柚子	100克	41千卡	梨	100克	32千卡	橄榄	100克	49千卡
柿子	100克	71千卡	葡萄	100克	43千卡	醋栗	100克	44千卡
柿饼	100克	250千卡	葡萄干	100克	341千卡	覆盆子	100克	49千卡
柠檬（连皮）	100克	20千卡	黑莓	100克	52千卡			
哈密瓜	100克	34千卡	番石榴	100克	41千卡			

调料类

食品名称	单位	热量	食品名称	单位	热量	食品名称	单位	热量
人造牛油	1汤匙(14克)	100千卡	豆瓣酱	100克	178千卡	海鲜酱	100克	220千卡
五香豆豉	100克	244千卡	沙拉酱	1汤匙(15克)	60千卡	梅子酱	100克	184千卡
牛油	15克	100千卡	果酱	2平茶匙(15克)	39千卡	麻油	100克	898千卡
方糖	2粒	27千卡	咖喱粉	15克	5千卡	黑椒粉	15克	5千卡
生抽	15毫升	10千卡	鱼肝油	15毫升	126千卡	番茄酱	100克	104千卡
芝麻酱	100克	618千卡	鱼露	100克	35千卡	辣椒油	100克	900千卡
红辣椒粉	15克	10千卡	砂糖	1平茶匙(5克)	20千卡	番石榴酱	100克	36千卡
花生油	1汤匙(14克)	125千卡	盐	100克	0千卡	蜜糖	2平茶匙(15克)	43千卡
花生酱	2平茶匙(15克)	93千卡	粟米油	1汤匙(14克)	125千卡	橄榄油	15毫升	120千卡
芥花籽油	1汤匙(14克)	125千卡	蚝油	100毫升	51千卡			

奶类

食品名称	单位	热量	食品名称	单位	热量	食品名称	单位	热量
香草奶昔	1杯(283毫升)	314千卡	全脂朱古力奶	240毫升	205千卡	炼奶	6茶匙(38克)	123千卡
朱古力奶昔	1杯(283毫升)	360千卡	全脂淡奶	6茶匙(32克)	42千卡	脱脂牛奶	240毫升	91千卡
全脂牛奶	240毫升	150千卡	低脂牛奶	240毫升	121千卡			

饮料类

食品名称	单位	热量	食品名称	单位	热量	食品名称	单位	热量
无糖乌龙茶	250毫升	0千卡	泡沫绿茶	300毫升	110千卡	葡萄适	1小樽(275毫升)	198千卡
无糖麦茶	250毫升	0千卡	健怡可乐	350毫升	3.5千卡	黑咖啡	240毫升	2千卡
可口可乐	355毫升	150千卡	益力多	1瓶(100毫升)	70千卡	鲜榨苹果汁	250毫升	142千卡
百事可乐	350毫升	161千卡	菊花茶	250毫升	90千卡	鲜榨提子汁	250毫升	141千卡
冰红茶	300毫升	120千卡	雪碧	350毫升	147千卡	鲜榨橙汁	460毫升	212千卡
好立克	2满茶匙(15毫升)	59千卡	甜豆浆	250毫升	120千卡	番茄汁	190毫升	35千卡
阿华田	2满茶匙(7毫升)	26千卡	清茶	240毫升	2千卡	蔬菜汁	190毫升	35千卡
纯橙汁	1杯(240毫升)	114千卡	维他奶	1盒(250毫升)	120千卡			

坚果类

食品名称	单位	热量	食品名称	单位	热量	食品名称	单位	热量
开心果	50克	653千卡	松子仁	100克	686千卡	腰果	15粒(30克)	160千卡
瓜子	100克	564千卡	炸蚕豆	100克	420千卡	蜜糖腰果	100克	680千卡
花生	40粒(30克)	170千卡	核桃	7粒(30克)	160千卡			
杏仁	30粒(30克)	170千卡	焗栗子	3粒(28克)	98千卡			

糖果类

食品名称	单位	热量	食品名称	单位	热量	食品名称	单位	热量
牛油糖	5颗	105千卡	特选牛乳糖	1颗	19千卡	瑞士糖	1颗	22千卡
果汁糖	5颗(28克)	265千卡	棉花糖	5颗	80千卡			

巧克力类

食品名称	单位	热量	食品名称	单位	热量	食品名称	单位	热量
Kinder出奇蛋	1只	110千卡	三角朱古力	50克	250千卡	明治杏仁夹心朱古力	1包	462千卡
M&M花生朱古力	1包	815千卡	巧克力	50克	225千卡	明治黑朱古力	1包	260千卡
Pocky巧克力棒	1包	557千卡	吉百利旋转丝滑牛奶巧克力	1包	230千卡	金莎	1粒	80千卡
Twix巧克力	1包	287千卡	吉百利双层巴士牛奶巧克力棒	1包	230千卡	夏威夷果仁朱古力	60克	347千卡

饼干类

食品名称	单位	热量	食品名称	单位	热量	食品名称	单位	热量
Collon朱古力忌廉卷	1盒	516千卡	百力滋	1包(25克)	190千卡	黑芝麻大豆纤维曲奇	8块(100克)	527千卡
EDO天然营养麦饼	14块(100克)	508千卡	百荣胚芽高纤饼	15块(100克)	491千卡	愉快动物饼(紫菜味)	30克	155千卡
Fancl House减肥饼	16块(100克)	510千卡	全麦营养饼	12块(100克)	537千卡	蓝罐曲奇	13块(100克)	525千卡
大可香脆酥	12块(100克)	496千卡	克力架	5块	160千卡	嘉顿麦胚梳打饼	14块(100克)	477千卡
四洲高纤全麦饼	16块(100克)	409千卡	时兴隆高纤全麦饼	13块(100克)	493千卡	熊仔饼	1盒	334千卡

雪糕类

食品名称	单位	热量	食品名称	单位	热量	食品名称	单位	热量
巧克力雪糕	100克	216千卡	牛奶雪糕	100克	126千卡	甜筒	1个	231千卡
炭烧咖啡雪条	1条	147千卡	雪糕杯	1杯	163千卡	鲜果或果汁雪条	100克	86千卡
香草雪糕	1杯(133克)	269千卡	雪糕砖	100克	153千卡			
菠萝椰子冰	100克	113千卡	雪糕糯米糍	1粒	70千卡			

零食类

食品名称	单位	热量	食品名称	单位	热量	食品名称	单位	热量
日式豆沙馅糯米	1个	142千卡	豆干块	60克	150千卡	猪肉干	1块	95千卡
牛丸	1串	80千卡	低脂乳酪	1杯	80千卡	蛋糕片	60克	230千卡
仙贝	1小包	35千卡	鸡蛋仔	250克	300千卡	葡挞	1个	320千卡
芋头片	95克	504千卡	纯味乳酪	1杯	160千卡	椰丝	半杯(25克)	150千卡
芝士圈	1小包(25克)	170千卡	咖喱牛肉干	1块	162千卡	粟米片	100克	377千卡
芝士蛋糕	1件	300千卡	鱼蛋	1串	100千卡	粟米粒	1杯	120千卡
华夫芝士	1块	63千卡	油角	1个	130千卡	紫菜	100克	335千卡
红豆大福	1个	113千卡	草饼	1个	110千卡	鱿鱼片	80克	259千卡
红豆沙	1碗	180千卡	栗茸饼	1个	155千卡	鱿鱼丝	80克	230千卡
花生米	100克	560千卡	臭豆腐	1块	370千卡	碗仔翅	1碗	240千卡

续表

零食类

食品名称	单位	热量	食品名称	单位	热量	食品名称	单位	热量
辣味紫菜	1包(7克)	25千卡	鳕鱼丝	50克	250千卡	沙琪玛	100克	506千卡
薯片	1包(25克)	130千卡	爆谷	1包(114克)	390千卡			

酒类

食品名称	单位	热量	食品名称	单位	热量	食品名称	单位	热量
中国白酒（38°）	100毫升	222千卡	血腥玛莉	1份	123千卡	啤酒	1罐	106千卡
中国白酒（52°）	100毫升	311千卡	江米酒	100毫升	91千卡	朝日生酒	350毫升	144千卡
长岛冰茶	1份	275千卡	红葡萄酒	100毫升	72千卡	麒麟啤酒	350毫升	151千卡
白葡萄酒	100毫升	68千卡	青岛啤酒（4.3%）	100毫升	38千卡	罐装柠檬威士忌鸡尾酒	100毫升	119千卡
百威啤酒	335毫升	142千卡	威士忌	1份	70千卡	罐装夏威夷风情鸡尾酒	100毫升	237千卡
伏特加	1份	100千卡	梅酒(连梅)	1份	71千卡			

常见早餐

食品名称	单位	热量	食品名称	单位	热量	食品名称	单位	热量
小笼包（小的）	5个	200千卡	豆沙包	1个	215千卡	蛋饼	1份	255千卡
叉烧包	1个	160千卡	菜包	1个	200千卡	煎蛋	1个	105千卡
猪肉水饺	10个	420千卡	脱脂奶	250毫升	88千卡	鲜奶	250毫升	163千卡
玉米	1根	107千卡	三鲜水饺	1个	40千卡			
肉包	1个	250千卡	鸡蛋	1个	75千卡			

常见午餐

食品名称	单位	热量	食品名称	单位	热量	食品名称	单位	热量
上海客饭	1客	500千卡	炒花枝	1盘	155千卡	清蒸鳕鱼	1盘	360千卡
中式汤面	1碗	450千卡	虾仁炒饭	1份	550千卡	蛋花汤	1碗	70千卡
中式炒粉面	1碟	1500千卡	炸鸡腿	1只	310千卡	葱爆猪肉	1盘	536千卡
中式粥	1碗	300千卡	炸春卷	1个	300千卡	酥皮香鸡块	1块	560千卡
中式碟头饭	1碟	950千卡	炸银丝圈	1条	485千卡	紫菜汤	1碗	10千卡
牛肉馅饼	1个	200千卡	炸猪排	1块	280千卡	锅贴	3个	170千卡
牛腩饭	1份	575千卡	宫保鸡丁饭	1份	509千卡	筒仔米糕	1份	330千卡
冬瓜汤	1碗	20千卡	烧卖	2个	55千卡	蒸蛋	1份	75千卡
肉粽	1个	350千卡	烧鸭	100克	300千卡	酸辣汤	1碗	155千卡
红烧狮子头	1个	360千卡	萝卜糕	2块	180千卡	糖醋排骨	1盘	490千卡
卤鸡腿	1只	300千卡	菜肉水饺	1个	35千卡			
鸡肉饭	1份	330千卡	麻婆豆腐	1盘	365千卡			

西式快餐

食品名称	单位	热量	食品名称	单位	热量	食品名称	单位	热量
大薯条	1份	450千卡	肉酱意粉	1盘	599千卡	苹果派	1个	260千卡
巨无霸	1个	560千卡	朱古力奶昔	1杯(300毫升)	360千卡	凯撒沙拉	1盘	650千卡
中薯条	1份	312千卡	朱古力新地	1杯(300毫升)	340千卡	鱼柳包	1个	360千卡
香辣汉堡包	1个	260千卡	麦乐鸡	1份(6件)	290千卡	细薯条	1份	210千卡
芝士汉堡包	1个	320千卡	麦香鸡	1个	510千卡	美式热狗	1个	400千卡